VAGUSNERV AKTIVIEREN

FÜR MEHR INNEREN AUSGLEICH UND STRESSABBAU IM ALLTAG.

MICHELLE AMECKE

# VAGUSNERV AKTIVIEREN
# FÜR MEHR INNEREN AUSGLEICH UND STRESSABBAU IM ALLTAG.

MIT GROSSEM TEIL AUTOGENES TRAINING

Und vielen Übungen für den Alltag.

**BONUS:**

https://nein.michelleamecke.de/neinwb

Fällt es Dir schwer, nein zu sagen und für Dich zu sorgen?
Du bekommst hier das Workbook zum Thema „Nein-Sagen“ für 0 Euro.

Impressum

2. Auflage 2024 © Silberblatt

Michelle Amecke
info@michelle-amecke.de
c/o IP-Management #6980
Ludwig-Erhard-Straße 18, 20459 Hamburg
Umschlaggestaltung und Inhalt:
Michelle Amecke via canva.com | Pluslizenzen

ISBN "978-3-949446-08-5"

**Wichtiger Hinweis der Autorin:**
Die Informationen, Tipps, Ratschläge und Adressen in diesem Buch sind sorgfältig recherchiert und geprüft worden und entstammen auch der Erfahrung aus der pädagogischen Praxis. Doch die Angaben sind alle ohne Gewähr. Die Autorin kann für Schäden oder mögliche Nachteile, die aus dem Befolgen von Ratschlägen oder praktischen Hinweisen entstehen könnten, keine Haftung übernehmen. Alle Hinweise, Hilfestellungen und praktischen Anwendungen sollen sowohl einen (Fach-)Arztbesuch als auch eine Diagnose oder Untersuchung nicht ersetzen, sondern eine Information als Ergänzung darstellen. Für die Anwendung der Empfehlungen wird keine Haftung übernommen.

„Was ohne Ruhepausen geschieht, ist nicht von Dauer."

*Ovid*

# Inhaltsverzeichnis

## VORWORT

Du hast hier einen Ratgeber vor dir, der dir nicht nur theoretische Kenntnisse der biologischen Vorgänge geben will, sondern vor allem auch praktische Übungen an die Hand gibt, die du in deinem Alltag umsetzen kannst. Durch meine eigene Erfahrung weiß ich, dass wir Inspirationen brauchen, um in die Veränderung zu kommen. Vieles an unserem Körper fällt uns nicht mehr auf, da wir so sehr daran gewöhnt sind, zu funktionieren.

Vor vielen, vielen Jahren litt ich an extremen Schlafstörungen. Zunächst dachte ich mir nichts dabei, dann wurde es zur Gewohnheit, dass ich nachts mehrere hundert Meter in der Wohnung zurücklegte. Später kam noch ein hübsches Zucken des linken Augenlides dazu und es wurde alles richtig lästig. Ich ging nach einigen Monaten verzweifelt zum Arzt und mir wurde klar: Ich bin überfordert. Zu viel Arbeit, zu viel Stress, zu viele ungelöste Probleme. Und weißt du, was das größte Problem ist, wenn du Probleme hast und gleichzeitig gestresst bist? Du kannst sie kaum lösen, denn Lösungen kommen im entspannten Zustand, weil hier die Kreativität zu Hause ist. Es ist enorm wichtig, sich selbst entspannen zu können, egal wie die Umstände sind, sonst kann es geschehen, dass wir krank werden – denn der Körper möchte uns warnen. Er sagt uns, dass wir langsamer treten sollen.

Menschen sind extremen Stressbelastungen ausgesetzt, auch wenn die „Annehmlichkeiten“ des Lebens scheinbar immer mehr werden und wir Hilfe in Form von Maschinen, künstlicher Intelligenz und so weiter erfahren. Denn auch wenn Vieles einfacher geworden ist: Wir leben in einer Art Dauerbeschallung der Medien, sind extremem Lärm ausgesetzt und müssen meist mehr Entscheidungen pro Tag treffen, als uns guttut.

Selbst die Nacht ist nicht das, was sie sein sollte, denn die meisten von uns leben in Städten, in denen es schwierig ist, wirkliche Dunkelheit und Stille im Schlaf zu erleben – und wenn auch die Vorhänge dicht sind, leuchtet hier der Rauchmelder, rauscht dort der Kühlschrank oder stört der Strom oder das WLAN der Nachbarn.

Und Zeit – Zeit ist doch das wertvollste Gut, das wir haben, denn davon haben die meisten von uns zu wenig. Wir hetzen von einem Termin zum anderen, haben gefühlt nie genügend Zeit, um die Dinge zu tun, die wir am liebsten tun würden. Ganz besonders, wenn es um Selbstfürsorge geht.

Psychosomatik ist ein großes Thema, Verspannungen, Rückenschmerzen inklusive Bandscheibenvorfälle, Migräne oder Kopfschmerzen, Erschöpfungszustände und Schlafstörungen sind nur einige der Themen, die uns belasten.

Der Vagus ist fast das größte Nervensystem im Körper – nur die Wirbelsäule kann ihn übertrumpfen. Er hängt mit fast allen Organen also auch mit fast allen Systemen des menschlichen Körpers zusammen. Das macht ihn sehr wichtig für unsere Gesundheit und unser Wohlgefühl. Er ist existentiell, da seine Funktionen unser Leben erhalten.

Der Vagusnerv und seine Aktivierung oder Stärkung können ein Schlüssel zu mehr Wohlbefinden in deinem Leben sein. Er sorgt für eine schnellere Wiederherstellung der Lebensgeister, hilft, die Batterien wieder aufzuladen, wenn wir total gestresst sind.

Selbstverständlich gibt es auch positiven Stress, der uns motiviert und pusht. Vielleicht hast du schon von den beiden Stressarten gehört, die man unterscheidet: Eustress und Disstress. Der Eustress ist der positive Stress, der wichtig ist, um fokussiert Ziele erreichen zu können, doch von diesem soll hier erstmal nicht die Rede sein.

Es geht mir hier mehr darum, über den Stress aufzuklären, der sich schleichend im Leben breitmacht; der vor allem, wenn er längere Zeit immer wieder dein System belastet, dafür sorgt, dass du nicht mehr zur Ruhe kommen kannst. Wie überall im Leben gelten hier die zwei Gesetze: Eine gute Balance zwischen aktiv und passiv ist wichtig für die Gesundheit.

DIE DOSIS MACHT DAS GIFT.

Unruhezustände, Nervosität, vielleicht ein Augenzucken oder ein schlechter Schlaf könnten erste Anzeichen sein, dass du mehr für dich sorgen solltest und mehr Ruhe brauchst. Wir sprechen so gern von Lifestyle, wenn wir tolle Autos und 5-Sterne-Urlaub meinen, doch echter Lifestyle, der unseren Körpern guttut, ist das eigentlich nicht.

Ich möchte dir in diesem Ratgeber den Vagusnerv vorstellen, der dich unterstützen kann, das sympathische und das parasympathische Nervensystem in Balance zu bringen und zeige dir, welche Aufgaben er hat und wie du ihn aktivieren kannst. Mit dem Vagusnerv kannst du einen großen Schritt in Richtung deiner Balance machen und sorgst für dich und dein Immunsystem.

Ich wünsche dir ganz viel Freude und Inspiration beim Lesen und Üben!

# KAPITEL 1

# Zentrales & peripheres Nervensystem

## *Was ist der Vagusnerv?*

Der beidseitig angelegte *„Vagusnerv“* wird auch als *„zehnter Hirnnerv“* bezeichnet. Als größter Nerv des parasympathischen Systems ist er maßgeblich an der Steuerung bzw. Betätigung der meisten Organe beteiligt. Aufgrund seiner großen Ausbreitung im Körper bedeutet sein Name – aus dem Lateinischen hergeleitet: *vagari = umherlaufen / -schweifen.*

Da der Vagusnerv ein äußerst wichtiger Bestandteil des Parasympathikus ist, ist er auch verantwortlich für einen großen Teil der parasympathischen Vorgänge. Hierzu zählt vor allem die Verdauung. Schon die Verästlungen im Rachenbereich sind für das Schlucken wichtig. Ebenso gehören der Würge- und Schluckreflex dazu. Er regt die Speichelbildung und die Bildung der Verdauungssäfte an, die in der Leber gebildet werden. Unter Mitwirkung der Verdauungssäfte werden die aufgenommenen Mahlzeiten aufgespalten und zur Verdauung vorbereitet.

Der Vagusnerv verläuft im Bereich des oberen Rückenmarks auf die Oberfläche des Gehirns und geht dann gemeinsam mit dem Beinnerv (Nervus accessorius) sowie dem Zungen-Rachen-Nerv durch eine Öffnung an der Schädelbasis wieder heraus. Von hier aus läuft der Vagusnerv zur Brust und verzweigt sich im ganzen Brustraum, wo er gemeinsam mit der Speiseröhre in die Bauchhöhle gelangt. Mit dem Verlauf im Körper teilt sich der Vagusnerv in immer feinere Verästlungen auf. In der medizinischen Fachsprache nennt man diese Verästlungen auch „Rami“.

Diese Abzweigungen sind unter anderem zuständig für die Versorgung des Herzens und der Kehlkopfmuskeln. Weitere, kleine Ästchen im Thorax (Brustraum) versorgen die Luftröhre genauso wie die Bronchien. In der Bauchhöhle aktivieren die Verästlungen des Vagusnervs den Magen-Darm-Trakt, indem die Darmperistaltik angeregt wird und auch Leber und Nieren.

Die feinen Äste am Herzen, die in Verbindung mit dem Hirnnerv stehen, regulieren die Herzaktivität. Aufgrund der parasympathischen Wirkung kann die Herzfrequenz gesteigert oder aber auch abgesenkt werden.
Die „Rami" an der Luftröhre und den Bronchien sind auch mit verantwortlich für die Atmungssteuerung und den Hustenreflex. Außerdem können die parasympathischen Litzen des Vagusnervs in den Lungen Verengungen an den Bronchien auslösen.
Die Ohrverästlungen versorgen die Ohrinnenmuschel und den Gehörgang. Bei einer Irritation des Gehörgangs wird beispielsweise so der Hustenreiz hervorgerufen.

Abgesehen von seiner unwillkürlichen Funktion zeigt er sich an der beweglichen Steuerung von Kehlkopf, Gaumenhöhle und Speiseröhre mit verantwortlich. Dies geschieht dadurch, dass er Geschmacks- und Berührungsempfindungen aus der Gaumenhöhle, dem Kehlkopf und teilweise vom äußeren Gehörgang überträgt.

Der *Vagusnerv* zeichnet sich durch folgende Qualitäten aus:
unwillkürliche Steuerung, bewusste Wahrnehmung,
Geschmacksempfinden, Empfindungsfähigkeit und Beweglichkeit der unbewussten Muskulatur.

## *Zentrales und peripheres Nervensystem*

Die peripher gelagerten Nerven, wie beispielsweise in den Armen und Beinen, sind in der Lage, nach Verletzungen sich neu zu entwickeln, sodass Feingefühl und Motorik wieder funktionsfähig sind. Bei Verletzungen am zentralen Nervensystem, beispielsweise am Rückenmark, ist eine Wiederherstellung fast unmöglich.

### *Unterschiede*

Einerseits ist die Peripherie von Rückenmark und Gliedmaßen andersartig. Andererseits ist die Wiederherstellungsmöglichkeit der Zellen verschieden.
Das zentrale Nervensystem besteht aus dem Rückenmark und dem Gehirn. Hieran angegliedert ist das periphere Nervensystem, zu dem die Nervenbahnen der Arme und Beine gezählt werden. Jedoch weisen beide Nervensysteme eindeutige Gegensätze auf. Ein wesentliches Merkmal ist, dass die Nervenzellen im zentralen Nervensystem eine geringere Regenerationsfähigkeit aufweisen als die im peripheren Nervensystem. Sogenannte „Gliazellen" unterstützen die Nervenzellen, indem sie bestimmte Signale und Reize verarbeiten und auch bei der Entwicklung der Zellen mitwirken.

Dies ist gut am Beispiel von ausgewachsenen Fortsätzen zu erklären: Ohne die Gliazellen können keine funktionstüchtigen Synapsen aufgebaut werden.

Der Grund für die Diskrepanz in den Heilungsprozessen zwischen zentralen und peripheren Nervenverletzungen liegt größtenteils bei den Gliazellen.

Medizinisch nachgewiesen sind drei Hauptarten von Gliazellen:

- Astrozyten gelten als Multifunktionalhelfer,
- Oligodendrozyten stellen den Werkstoff her, um Zellen wieder herzustellen und
- Microglia sind für das Immunsystem verantwortlich.

Astrozyten und Microglia sind im peripheren Nervensystem nicht vorhanden. Die Aufgabenbereiche der Astrozyten und Microglia im peripheren Nervensystem werden von den „Schwannschen Zellen" ausgeführt.

### *Welche Folgen hat dies bei verletzten Nervenzellen?*

Ist Nervengewebe verletzt, hat dies zur Folge, dass ein Signal aus einem Zellkörper in der Nervenzelle an dem Bestimmungsort, beispielsweise an einem synaptischen Übertragungspunkt, nicht mehr ankommt.
Die systematische Entwicklung der Fortsätze sowie die Erneuerung exakter Kontaktstellen gelingen im peripheren Nervensystem sehr gut (z. B. bei Schnittwunden). Die neu entstehenden Zellen werden durch sogenannte *„Fresszellen"* der Immunabwehr unterstützt, indem sie „Reste" der noch bestehenden Isolierschichten abtragen. Bei diesem Vorgang werden Moleküle frei gegeben, die wiederum die *„Schwannschen Zellen"* zur Mithilfe animieren. Wachstumsfaktoren werden aktiviert und die durch die Nervenzellen neu entstehenden Fortsätze bilden sich aus.

## *Zentrales Nervensystem – Einblick*

Erleiden Nervenbahnen im zentralen Nervensystem Verletzungen, heilen diese mitunter nicht so gut ab wie im peripheren Nervensystem. Einerseits interagieren die Immunzellen mit den Gliazellen, jedoch sind die ausgesendeten Signale nicht ausreichend genug und können den Verletzungsprozess sogar intensivieren.

Oligodendrozyten (sie gehören zu den Gliazellen) bilden sich nicht zurück oder geben Wachstumsfaktoren ab, sondern vielmehr bilden sie Stoffe, die die Bildung neu entstehender Fortsätze unterbinden. Unterstützung erhalten sie von den sogenannten Astrozyten, die gleichermaßen blockierende Wirkstoffe abgeben. Diese sonst äußerst dienlichen Astrozyten bilden zudem am Verletzungsort eine Narbe, die für neu entstehende Nervenzellen nicht zu durchbrechen ist.

Leider gelingt im *zentralen Nervensystem* dann auch die Neuausbildung der Myelinscheiden nicht, da sie durch den Schwund ihrer Hülle nicht „betriebsfähig" sind.

### *Das Umfeld macht den Unterschied*

Die unterschiedliche Art des Heilprozesses bei Verletzungen des zentralen und peripheren Nervensystems bedingen sich aus dem zellulären Milieu, was bedeutet, dass im peripheren Nervensystem „Fresszellen" und „Schwannsche Zellen" Unterstützung geben. Im zentralen Nervensystem hingegen arbeiten die „Astrozyten und Oligodendrozyten" gegen das System.

*Gründe*

Betrachtet man nun die ungünstige Lage im zentralen Nervensystem genauer, lässt sich aber ein Sinn erkennen. Nach völliger Ausreifung des zentralen Nervensystems arbeitet dies völlig strukturiert. Gemeint ist, dass die Menschen ihre motorischen Bewegungsarten noch verfeinern können – besonders bei sportlichen Übungen die Arme und Beine exakter zu bewegen – diese Lernprozesse laufen im Gehirn ab. Im Gegensatz dazu bleiben die sehr lang gestreckten Nervenzellenfortsätze, die vom Gehirn bis zu den Gliedmaßen und auch zum Verdauungssystem gehen, unveränderlich.

Diese Behinderung der Entstehung neu gegliederter Nervenzellfortsätze unterliegt einem Schutzmechanismus, der verhindert, dass sich ursprünglich angelegte Nervenbahnen neue, andere „Zielorte" suchen.

*Wie arbeitet das Nervensystem?*

Das menschliche Nervensystem integriert alle Nervenzellen des Körpers. Der Körper kann somit im ständigen Austausch mit seiner Umwelt leben und gleichzeitig unterschiedliche Vorgänge im Körperinneren regulieren. Die Nerven nehmen Außenreize auf, setzen sie um und dadurch werden Auswirkungen auf Muskeln (Bewegungen) oder Schmerzempfindungen wirksam. Beispielsweise wird eine Person, die sich die Finger verbrennt, diese reflexhaft zurückziehen und die Nervenzellen übermitteln im gleichen Augenblick ein Schmerzsignal an das Gehirn. Genauso werden Stoffwechselvorgänge durch das Nervensystem geregelt.

Das menschliche Nervensystem besteht aus Milliarden von Nervenzellen, den Neuronen. Das Gehirn besitzt an die 100 Milliarden Nervenzellen. Würde man alle Nervenzellen des Körpers zusammenlegen, hätte man sogar eine Strecke von sage und schreibe 780.000 Kilometern! Also von der Erde zum Mond als auch zurück! Die Nervenzellen setzten sich zusammen aus einem Körper mit Fortsätzen, wobei die kleineren Fortsätze wie kleine Sender funktionieren. Die Zellkörper kommunizieren so untereinander. Das Axon (ein sehr langer Fortsatz), das bis zu einem Meter lang ist, leitet die Signale weiter. Nur so können wir unsere täglichen Aufgaben erledigen.

Aufgrund der Länge der Nervenbahnen wird zwischen dem zentralen und dem peripheren Nervensystem unterschieden. Die Nervenbahnen im zentralen Nervensystem sind zuständig für das Gehirn und das Rückenmark, während alle übrigen Nervenbahnen im Körper dem peripheren Nervensystem zuzuordnen sind.

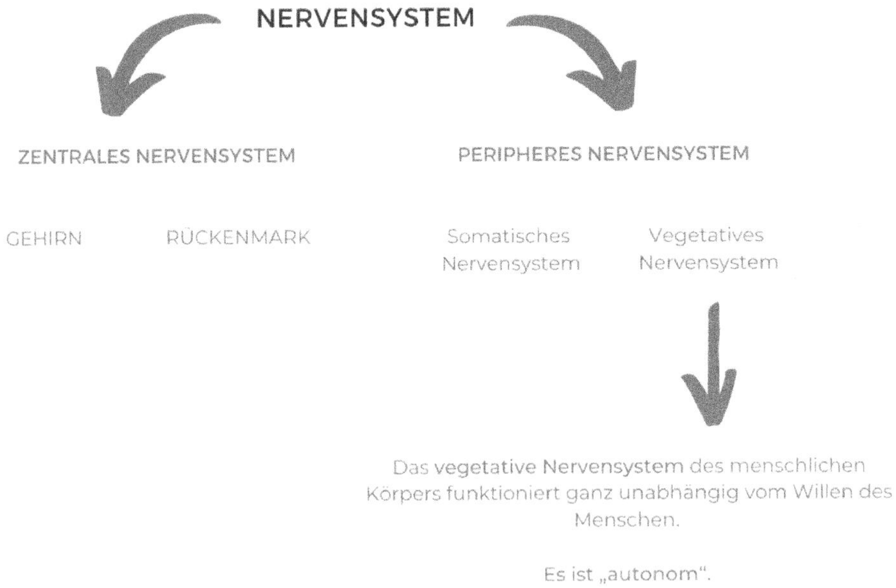

Es gibt ein willkürliches und ein unwillkürliches Nervensystem. Sämtliche bewussten Bewegungen, die man mit dem eigenen Willen steuern kann, geschehen über das willkürliche Nervensystem. Beispielsweise das Anheben von Armen und Beinen, Laufen, Bücken oder Sprechen.
Vorgänge im Körper, die nicht willentlich ausgeführt werden, unterliegen dem vegetativen Nervensystem. Hierzu gehören die Atmung, der Herzschlag, der Stoffwechsel oder das Augenblinzeln. Das vegetative Nervensystem erhält für diese Abläufe Zeichen aus dem Gehirn und leitet sie an den Körper weiter. Das vegetative Nervensystem ist in der Lage, sehr schnell Körperfunktionen an andere, neue Beanspruchungen anzupassen. Ein einfaches Beispiel: Wenn es im Sommer sehr warm ist, wird durch das vegetative Nervensystem die Hautdurchblutung angehoben, Schweiß entsteht und der Körper kann sich abkühlen.

Beide Nervensysteme erhalten sowohl willkürliche als auch unwillkürliche Teile. Jedoch sind im zentralen Nervensystem diese beiden Teile enorm zusammen verschlungen, währenddessen sie in weiteren Körperregionen größtenteils separat verlaufen.
Es gibt im vegetativen unwillkürlichen Nervensystem folgende Bereiche:

- **das sympathische System**
- **das parasympathische Nervensystem**
- **das enterische System**

Im enterischen System geht es um die Eingeweide – dieses System ist unabhängig vom Rest und bestimmt den Darm, die Verdauung. Das Nervengeflecht sitzt hier zwischen der Muskulatur der Darmwand. Auch wenn es unabhängig ist: Parasympathikus und Sympathikus beeinflussen es.

## *Vegetatives Nervensystem – ein perfektes Zusammenspiel*

Der Sympathikus und der Parasympathikus wirken als Antagonisten im Körper:

- **Der Sympathikus** ist zuständig für geistiges und körperliches Agieren. Er ist verantwortlich für den Herzschlag, Erweiterung der Atemwege und er verlangsamt die Darmtätigkeit.

- **Der Parasympathikus** ist für Funktionen des Körpers im Ruhezustand zuständig, indem er die Darmtätigkeit anregt, für die Atmung sorgt, den Stoffwechsel ankurbelt und für Erholungsphasen sorgt. Beide Systeme arbeiten aber auch zusammen, indem sie sich bei einigen Aufgaben ergänzen.

Ganz eigenständig hingegen arbeitet das **enterische Nervensystem**, da es nahezu vollständig abgekoppelt die Darmbewegungen während der Verdauung regelt.

*Arbeiten die Nerven Tag und Nacht?*

Das über die lebensnotwendigen Funktionen des Körpers wachende vegetative Nervensystem ist *24 Stunden im Einsatz*. Es regelt die unwillkürlich verlaufenden und automatischen Vorgänge im Körper wie den Herzschlag, die Atmung und Verdauung. Nahezu alle Informationen von Sympathikus und Parasympathikus durchlaufen das Rückenmark.

## *Kann der Mensch den Pulsschlag beeinflussen?*

Die Anpassung des Herzschlages an neue Situationen, beispielsweise bei einer körperlichen Beanspruchung, wird vom System eigenständig geregelt. Das vegetative Nervensystem ist nur ein Teil des gesamten Nervensystems. Es basiert auf Nervenzellen des peripheren Nervensystems, welche Impulse des zentralen Nervensystems an die Muskulatur des Herzens und an spezielle Drüsen weitergibt. Es steuert auch die Erweiterung der Pupillen bei Dunkelheit sowie die Anregung des Speichels, sobald verlockende Gerüche über die Nase aufgenommen werden. Doch kann ich willentlich den Puls erhöhen oder senken?

Unsere Atmung hat sehr viel mit dem Puls und der Herzfrequenz zu tun. Wenn man den Puls antreiben möchte, funktioniert dies mit körperlicher Anstrengung oder Stress. Andersherum kann man den Puls senken, wenn man sich entspannt oder die Atmung verändert. Dies hat dann mit dem Parasympathikus zu tun – also dem Protagonisten des Nervensystems, der in erster Linie die Körperfunktionen in der Ruhe kontrolliert. Leistungssportler zum Beispiel betreiben Pulskontrolle. Man kann zum Beispiel, indem man einatmet und länger ausatmet, den Puls verändern.

### *Wie komplettieren sich Sympathikus und Parasympathikus?*

Zu dem vegetativen Nervensystem zählen zwei Bereiche: das sympathische und das parasympathische Nervensystem. Sie wirken als Gegenspieler und erhalten so ein ständiges Gleichgewicht im Körper. Die Nervenlitze vom Parasympathikus ziehen sich vom Hirnstamm über die Hirnnerven in das Rückenmark hinein. Die Nervenlitzen des Sympathikus laufen in den Brust- und Lendenbereich in die Rückenmarksnerven heraus. Fast alle Organe sind mit beiden Systemen verbunden.

Aufgrund freigebender und gegenteilig wirkender Neurotransmitter (Überträgerstoffe) agieren beide vegetative Systeme antagonistisch. Der Sympathikus setzt *Noradrenalin* frei und der Parasympathikus das *Acetylcholin*. Sie können ebenso hemmende wie auch aktivierende Wirkung haben.

### *Zuständigkeitsbereich Sympathikus*

Wenn der Körper aufgrund hoher Belastung seelischem Stress, anhaltenden und enormen Schmerzen oder zu wenig Flüssigkeit ausgesetzt ist, ist das *sympathische Nervensystem* alarmiert. Diese Fähigkeit schützt den Körper und er ist in der Lage, sich auf diese neue Situation umzustellen. Der Körper reagiert mit erhöhtem Pulsschlag, beschleunigter Atmung, Erweiterung der Pupillen und erhöhter Blutzufuhr in den Muskeln. Der Sympathikus ist also eine Art Motor, dessen Fasern, wie auch bei dem Parasympathikus, dem Gehirn entspringen. Die Informationen werden über diese Nervenbahnen zu den Organen geleitet.

Im gleichen Zuge wird die Blutzufuhr zu Organen abgeschwächt, die momentan nicht so wichtig sind. Das können beispielsweise die Gedärme sein, die Leber oder die Haut. Jedoch wird wiederum die

Schweißproduktion angeregt, sodass die betroffene Person blass wirkt und kalter Schweiß auftritt. Für solche Vorgänge ist immer der *Sympathikus* verantwortlich – dementsprechend kann er den *Energieverbrauch steigern.*

Auch die Nebennieren werden durch den Sympathikus angeregt, die dann Adrenalin und Noradrenalin freisetzen, um die „Alarmbereitschaft" zu intensivieren. In den sehr frühen Entwicklungsphasen der Menschheit diente eben jener Zustand zur Kampfbereitschaft oder verhalf uns zur Flucht. In der heutigen Zeit, in der der tägliche Stresspegel immer mehr zunimmt, ist so ein Zustand mit Nachteilen behaftet: Im Stau stehen oder Belastungen im beruflichen Alltag führen zu einem Bluthochdruck und Erhöhung des Pulses, können uns aber nicht wirklich helfen. Wir werden nicht körperlich bedroht, das Stressempfinden ist aber das gleiche. Die Reaktion ist im Grunde unnötig, die Ausschüttung der Hormone und das Ankurbeln der Körperfunktionen signalisiert uns zwar: Der Zustand tut uns jetzt gerade nicht gut, doch ist er im Grunde unnötig, da wir nicht wirklich bedroht sind.

*Wann schaltet sich der Parasympathikus ein?*

Der *Parasympathikus* kümmert sich mehr um die Speicherung und die Generierung der körperlichen Energie bei Erholungsphasen. Er regelt die *Herabsetzung der Herzfrequenz,* regt die Drüsentätigkeit und Muskeln des Darms an, um so die Verdauungstätigkeit und damit einhergehend die Energiezufuhr für den Körper voranzutreiben. Hier liegt die Kraft in der Ruhe, es wird heruntergefahren. Der Nerv ist aktiv, wenn wir es uns gemütlich machen und bei einer leckeren Tasse Tee auf dem Sofa herumlümmeln, zur Massage gehen oder unser Mittagsschläfchen genießen. Hier finden wir den Beginn der Nerven unten in der Wirbelsäule und im Gehirnstamm. Die Nervenfasern, die dem sakralen Rückenmark entspringen, regeln die Funktionen der folgenden Organe:

- Herz
- Bronchien
- Drüsen
- Nieren
- Magen-Darm
- Augen

Perfekt ist es, wenn die aktiven und passiven Phasen sich abwechseln. Du fragst dich vielleicht, ob du die Aktivitäten spüren kannst – meist, wenn wir gesund sind, bekommen wir vom Wechsel oder der Aktivität nichts mit, denn wenn wir uns gesund und ausgeglichen fühlen, dann machen sich Organe oder Gliedmaßen und Muskeln in der Regel nicht bemerkbar. Erst wenn unser System überlastet ist und nicht mehr herunterfahren kann, werden wir aufgerüttelt.

*Wie kann man die Nerven gesund halten?*

Aus medizinischer Sicht sind die Entstehungsvorgänge vieler Beeinträchtigungen und Fehlfunktionen im Nervensystem noch unbekannt. Daher sind spezifische Präventionsmaßnahmen nicht ganz einfach. Generell kann man aber den Geist gut trainieren und so Störungen im Nervensystem vorbeugen.

Krankheiten, die das Gehirn betreffen, zu nennen ist hier vorrangig der Schlaganfall, basieren auf Durchblutungsstörungen oder einer herabgesetzten Sauerstoffaufnahme. Verengte oder verhärtete Arterien sind meistens auslösende Ursache hierfür. Eine gesunde und fettreduzierte Ernährung, ausreichende körperliche Betätigung und ein Verzicht auf Suchtmittel helfen den Arterien, elastisch zu bleiben.

AUCH EIN MANGEL AN VITAMINEN UND MINERALSTOFFEN KÖNNEN STÖRUNGEN AUSLÖSEN. DAHER SOLLTE IMMER AUF EINE AUSGEWOGENE ERNÄHRUNG GEACHTET WERDEN.

Allgemein bekannt ist, dass ein maßloser Genuss von Alkohol die Nervenzellen des Gehirns beschädigt und somit die Leistungsfähigkeit des Gehirns herabsetzt. Alkohol verbraucht die im Körper gespeicherten Vitamin-B-Depots, was mittelbar auch eine Schädigung des Nervensystems nach sich zieht.

## *Das vegetative Nervensystem – undenkbar ohne Sympathikus und Parasympathikus*

Das Wort „*Parasympathikus*" hat seinen Ursprung im Griechischen und „para" ist gleichzusetzen mit „neben". Anatomisch ist er anliegend zum Sympathikus. Da das vegetative Nervensystem fast alle lebensnotwendigen Prozesse des Körpers steuert, ist es auf ein störungsfreies Zusammenspiel zwischen Parasympathikus und Sympathikus angewiesen.

Der Sympathikus feuert das körperliche System an und sorgt für die Leistungsfähigkeit, derweil der Parasympathikus den Organismus – je nach Situation – wieder drosselt. Muss der Körper „schwer" arbeiten oder kommt er ist Stresssituationen, ist der Sympathikus aktiv, d. h. er entfacht kennzeichnende Symptomatik wie zunehmendes Schwitzen, Zittern oder Herzrasen.

EINE LANGFRISTIGE ÜBERBEANSPRUCHUNG DES SYMPATHISCHEN SYSTEMS STELLT EIN RISIKO FÜR DIE GESUNDHEIT DAR.

# KAPITEL 2

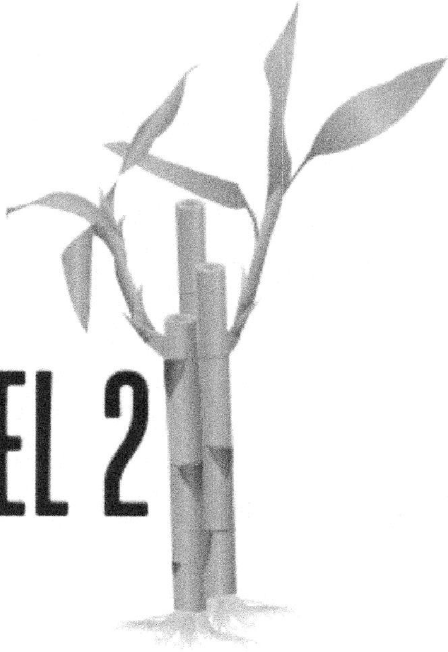

# Der Vagusnerv: Ein Nerv mit verkannter Fähigkeit

## *Zweck und Aufgaben des Vagusnervs*

Die Rolle des Vagusnervs ist aufgeteilt, je nach Zuordnung der heraus- oder hinführenden Nervenfasern einzelner Organe zum vegetativen, parasympathischen Nervensystem oder dem motorischen System. Im Zusammenspiel mit dem sympathischen System können auch unterschiedliche Schutzreflexe durch den Vagusnerv ausgelöst werden.

Der Vagusreflex wird als der bedeutendste Reflex erachtet. Der ausgelöste Reiz kann aufgrund eines Schlages auf den Oberbauch oder den Kehlkopf oder durch Stress, Ängste und sehr starke Schmerzen hervorgerufen werden.

Was dann geschieht: Die Adern erweitern sich, sodass ein schlagartiger Blutdruckabfall einsetzt und die Herzfrequenz verlangsamt wird. Es entstehen Schwindel, Blässe und Bewusstseinstrübungen, die bis zu einer Ohnmacht führen können. Im äußersten Fall kann auch der sogenannte „Vagustod" eintreten.

Normalerweise kommt der Vagusnerv aber, in seiner parasympathischen Funktionalität, seiner Aufgabe nach, die Organe nach gesteigerten Aktivitäten in einen ruhigen Zustand zurückzubringen und Ruhephasen einzuläuten. Vornehmlich während der Nacht und in der Schlafphase. Die bedeutsamsten Organe, welche der Vagusnerv mit seinen Verästelungen beeinflusst, sind das Herz, die Leber und Nieren, die Milz und der Magen sowie der Verdauungstrakt. Darüber hinaus ist er durch seine afferenten

Nervenfasern für die bewusste Beweglichkeit im Rachen zuständig, genauso wie für die Überlieferungen der efferenten Reaktion aus demselben Gebiet.

Der Vagusnerv besteht aus vier Hirnnervenkernen und ist der 10. von 18. Hirnnervenkernen eines Menschen. Er kann dafür sorgen, dass eine Bewegung in Gang gesetzt wird, er ist aber auch für das Fühlen und Schmecken des Menschen zuständig. Es kommt immer darauf an, welche Nervenfaserart oder welches Organ als Ziel anvisiert wird. Dieser Nerv hat also unzählige Funktionen.

**Mund bzw. Rachen**

Ohne das Aussetzen der Atmung bzw. des Reflexes funktioniert das Schlucken nicht – beides steuert der Vagus, damit wir nicht ersticken. Hier wird auch dafür gesorgt, dass die Nahrung, die zerkleinert wurde, nicht in die Speiseröhre gelangt. Hier liegen fünf Rachenmuskeln, die auch vom Vagus aktiviert werden.

**Stimme**

Wir brauchen für unsere Atmung und auch für unsere Stimme die oberen Luftwege – sie müssen geöffnet sein. Der Vagus steuert hier und ist vor allem für den oberen sowie den rückläufigen Kehlkopfnerv zuständig. Heiserkeit oder Atembeschwerden, wenn wir körperlich tätig waren, haben wir alle schon einmal erlebt.

**Lunge/Atmung**

Beide Lungenflügel bzw. die Bronchien müssen hier gesteuert werden. Auch hier werden Informationen an das Gehirn weitergegeben, z. B. welcher Gehalt von Sauerstoff und Kohlendioxid in der Lunge vorhanden ist.

**Nieren**

Blutdruck und damit das Filtern von Schadstoffen aus der Niere sind essentiell für unsere Gesundheit. Stress wird als Signal von den Blutgefäßen über den Vagus weiter zum Gehirn und dann zurück zu den Nieren gefeuert. Die Nieren reagieren mit einem Verringern oder Erhöhen der Wassermenge. Diese wird aus dem Blut gefiltert bzw. aus dem Blutkreislauf und so wird der Blutdruck reguliert. Ein hoher Blutdruck könnte also ein Hinweis auf einen nicht ausbalancierten Vagotonus sein.

**Galle & Leber**

Die Zunge und unser Mundraum senden per Geschmacksknospen Informationen an unser Gehirn, sodass das Nervensystem Informationen über die Aufnahme von bestimmten Fetten und so weiter bekommt. Die Galle ebenso wie die Leber werden informiert, dass hier Flüssigkeit in der Galle und Salze gebildet werden müssen, um Nährstoffe zu transportieren. Ohne diese würde der Dünndarm nicht funktionieren, und dieser wieder ist wichtig für den Transport der Nährstoffe in den Blutkreislauf. Für unsere Zellen lebenswichtig, denn die Mitochondrien brauchen als Kraftwerke die Nährstoffe, die aus dem Blut hierhin transportiert werden. Ein komplexes System.

Die Leber steuert wiederum, wohin das Blut im Körper transportiert wird. Sind wir gestresst, dann werden die Gliedmaßen mehr „befüllt“, denn wir brauchen mehr Muskelaktivität, um fliehen zu können. Verdauung und andere Funktionen, die wir nicht brauchen, werden heruntergefahren. In Ruhephasen ist die Verdauung wieder aktiver und die Giftstoffe werden aus dem Blut gefiltert.

**Hungergefühle**

Hier spricht wieder die Leber: Die Leber sagt dem Gehirn Bescheid, wenn genügend Nährstoffe, Kohlenhydrate, Fette, Eiweiße aufgenommen wurden. Der Vagusnerv regelt den Blutzuckerspiegel, indem er dem Gehirn meldet, dass was noch in der Leber benötigt wird, um den Blutzuckerspiegel zu optimieren. Somit wird auch das Hungergefühl gesteuert. Triglyzeride und Linolsäure werden in erster Linie gemeldet, wichtig für die Leber. Ist der Hunger nicht stillbar und ein Mensch isst einfach weiter, könnte es mit einer Dysfunktion des Vagus zusammenhängen.

**Bauchspeicheldrüse**

Hier geht es nochmals um den Blutzucker als auch die Produktion und Abbau von Enzymen für die Verdauung im Dünndarm. Die Zellen im Dünndarm ebenso wie die Geschmacksknospen auf der Zunge senden Informationen an unser Gehirn. So weiß der Körper, welche Nährstoffzusammensetzung im Essen enthalten ist. Sind es eher Fette oder Proteine? Die Zusammensetzung wird genau analysiert, ebenso wie die Zeit, wann welche Nahrung im Dünndarm ankommt. Diese ganze Analyse setzt dann Signale frei, die dafür sorgen, dass bestimmte Enzyme für die Verdauung hergestellt werden. So funktioniert die Verdauung optimal und die Versorgung der Zellen durch die Nährstoffe in der Nahrung ist gewährleistet.

**Darmfunktion**

Wie schon erklärt: Im Mundraum beginnt die Reise der Nährstoffe durch den Körper, angeregt durch den Vagus, der diese Reise vom Mund bis zur Verdauung regelt oder anstößt.

Jedes Schlucken sorgt für einen Reflex, der Signale zum Gehirn sendet, das dann wiederum eine Kettenreaktion auslöst. Ein komplexes System, das dafür sorgt, dass der Körper mit Magen- und Darmtrakt Nährstoffe und Vitalstoffe aufnehmen kann, um zu überleben.

**Herz**

Der Vagusnerv kann die Herzfrequenz bzw. den Puls verlangsamen. Der Herzschlag lässt das Blut mit den Nährstoffen und dem Sauerstoff durch den Körper reisen. Jeder Herzschlag versorgt den Körper mit lebenswichtigen Nährstoffen. Auch die Entgiftung läuft über die Blutbahn und die Lymphe.

**Milz**

Hier kann der Vagusnerv dafür sorgen, dass entzündliche Prozesse im Körper abgemildert werden. Besonders wichtig bei chronischen Erkrankungen.

**Gebärmutter**

Der Vagusnerv hat einen Einfluss auf die Fruchtbarkeit – er ist mit dem Gebärmutterhals verbunden.

**Verdauungstrakt**

Der Anteil der Magensäure ist wichtig für die Verdauung der Mahlzeiten und die Verwertung von Nährstoffen. Der Vagus beeinflusst die Darmtätigkeit, die wichtig ist, um keinen Reizdarm zu haben oder Verstopfung. Auch der Reflux könnte hier seinen Ursprung haben, da der Vagus die Magensäure und Verdauungssäfte beeinflusst.

## *Verästlungen des Vagusnervs*

Der Vagusnerv versorgt an verschiedenen Stellen den Körper – nicht nur im Kopf- oder Nackenbereich, sondern auch im Brustraum und Bauchraum.

### *Ramus meningeus*

Der Hirnhautast gelangt durch eine Öffnung an der Schädelbasis (Foramen jugulare) zurück in die Schädelhöhle und versorgt die Dura mater mit den durch die Nerven aufgenommenen Reizen.

### *Ramus auricularis*

Der Ohrast zieht durch ein feines Knochenkanälchen und versorgt die empfindliche, innenseitige Haut der Ohrmuschel, des äußeren Gehörgangs und einen Teil des Trommelfells. Diese Verästlung ist dafür zuständig, dass bei Fremdreizen des Gehörgangs vegetative Wirkungen wie Brechreiz oder Hustenanfälle in Erscheinung treten.

### *Rami pharyngei*

Die Rachenäste gehen zu einem Nervengeflecht (Vagus) des Rachenraums (Plexus pharyngeus). Zuständig sind die Rachenäste für die Muskulatur des Rachens und die des Gaumens, gemeint sind der Schluckakt und der Würgereflex.

### *Ramus esophageus*

Der Speiseröhrenast regt die Bewegung der quergestreiften Muskulatur der Speiseröhre an.

### *Nervus laryngeus superior*

Der obere Kehlkopfnerv zweigt am Ganglion inferius ab und erreicht den Kehlkopf. Sein äußerer Zweig kümmert sich um den inneren Kehlkopfmuskel; der innere Zweig versorgt die Schleimhaut des Kehlkopfes. Er leitet die empfindlichen Informationen für das reflexartige Schließen des Kehlkopfes bei Berührung mit Flüssigkeit weiter und ist zuständig für den reflexartigen Husten.

### *Rami cardiaci*

Die Herzäste sind verantwortlich für die parasympathische Wirkung des Herzens. Sie übermitteln die Senkung der Herzfrequenz. Hingegen hat der Vagusnerv keine Auswirkung auf die Kontraktionsphase des Herzens, da er nur die Überleitung der Erregung vom Vorhof zur Kammer bremst, aber nicht die Herzmuskulatur anregt. Lediglich der Sympathikus treibt die Herzmuskulatur an.

### *Nervus laryngeus recurrens*

Der rückläufige Kehlkopfnerv oder Stimmnerv sorgt sich um die Kehlkopfmuskeln und um die Luft- und Speiseröhre.

### *Kleinere Brustäste*

Die Luftröhren- und die Bronchialäste formen an der Lungenwurzel gemeinsam mit den sympathischen Nervenfasern den „Plexus pulmonalis“, ein Lungengeflecht. Die empfindlichen Fasern des Vagusnervs haben für die Atmung und den Hustenreflex eine hohe Wichtigkeit, denn die parasympathischen Nervenfasern können eine Einengung der Bronchien auslösen.

*Die Bauchäste*

Die in den Bauch einziehenden Nervenfasern sorgen sich parasympathisch um einen Teil der im Bauch liegenden Organe wie Magen, Nieren, Leber und den Darmtrakt. Zudem übermitteln sie empfindungsfähige Informationen.

**Zusammenfassung der Verästelungen:**

- Ohren-Ast
- Rachenraum-Ast
- Speiseröhren-Ast
- Oberer Kehlkopfnerv
- Rückläufiger Kehlkopfnerv
- Herz-Äste
- Bronchial- und Lungenast
- Bauchraum-Ast (Abdomen)

# KAPITEL 3

# Vegetative Dystonie und die Symptome

Die vegetative Bewegungsstörung (Dystonie) zeigt sich durch unterschiedliche Symptome. Die gesundheitlichen Beschwerden können nur schwer zugeordnet werden. Folgende Symptome können Anzeichen der vegetativen Bewegungsstörung sein:

- Kopfschmerzen
- Schwindelanfälle
- Diarrhö
- Verstopfung oder Krämpfe
- Schlafstörungen
- häufigeres Schwitzen
- erhöhter oder erniedrigter Puls
- leichter Tremor

Unter der „vegetativen Dystonie" fasst man verschiedenartige Krankheitssymptome zusammen. Oftmals erscheinen die Symptome zusammen, beispielsweise Kopfschmerzen und Schwindel. Sie werden dennoch teilweise als autarke Erkrankung angesehen und dementsprechend behandelt. Weitere Beispiele sind nicht selten Herzrasen mit erheblichen Blutdruckschwankungen, ein Reizdarm, der sehr oft mit Blähungen und Bauchschmerzen einhergeht und auch eine Reizblase, bei der es zu andauerndem Harndrang kommt. Diese gemeinsam auftretenden Symptome werden auch als *„funktionelle Syndrome"* benannt.

# Vegetative Dystonie: Auslöser und Risikofaktoren

Eine medizinische Ursache ist bei vegetativen Bewegungsstörungen nicht immer eindeutig vorhanden. Oftmals sind seelische und körperliche sowie soziale Faktoren ein wichtiger Part. Daher ist es nicht leicht, den Auslöser hierfür zu finden.

Ist aus medizinischer Sicht eine körperliche Erkrankung für die auftretenden Symptome ausgeschlossen, sollten in jedem Fall psychosomatische Auslöser in Augenschein genommen werden. Denn der Körper und die Psyche sind mit einem dauerhaften Ineinanderwirken verflochten. Daher ist es auch nicht unüblich, dass sich schwere seelische Traumata auf den Körper auswirken. Hierunter fallen dauerhafter Stress, Sorgen, Ängste und auch Trauer. Hat ein Mensch einen nahestehenden Verwandten verloren oder wird er am Arbeitsplatz gemobbt, können sich auf lange Sicht körperliche Beschwerden wie Einschlafstörungen, nervöses Zittern oder Kopfschmerzen entwickeln. Diese Symptome können von einem Arzt als *vegetative Dystonie* bewertet werden.

Eine vegetative Bewegungsstörung kann durchaus angsteinflößende Erscheinungsbilder aufzeigen und somit zu einer dauerhaften Belastung werden. Somatoforme Beeinträchtigungen, also wiederholt auftretende körperliche Beschwerden, müssen in jedem Fall ernst genommen werden, daher sind regelmäßige Check-ups beim Arzt wichtig.

Alle Organe sind in der Regel einem ausgeglichenen und zyklischen Wechsel wie Wach- und Schlafphase, Anspannung und Ruhephase, Ein- und Ausatmung von Sympathikus und Parasympathikus unterlegen. Die sympathische Regulation hält das System hauptsächlich leistungsfähig, Reserven werden aktiviert und Ermüdungserscheinungen werden verzögert. Der Parasympathikus gönnt dem Körper Ruhe- und Erholungsphasen, damit neue Energie geschöpft werden kann. In der heutigen modernen Zeit befinden sich die meisten Menschen in einer Verfassung ständiger Anspannung und Strapazen. Nicht zu unterschätzen sind die Belastungen und Widrigkeiten im privaten Umfeld, aber auch Lärm, dauerndes Gehetztsein, Existenzängste und körperliche Beschwerden tun ihr Übriges dazu.

In den 1950er Jahren wurde der vorstehende beschriebene Zustand von dem Arzt Hans Selye mit dem Wort „Stress" definiert. Erst in den 1970er Jahren wurde „Stress" als Platitude in den allgemeinen Wortschatz etabliert und war negativ behaftet: Stress ist ein Risikofaktor für die Gesundheit und das Wohlergehen der Menschen. Er wird als Überarbeitung und Überbelastung gefürchtet. Leider ist es ein schwer lösbares Problem, dass Stress in der heutigen Zeit der ständige Begleiter ist. Aber in gut portionierter Form benötigt der Mensch Stress in seinem Leben bzw. könnte auf gesunde Art und Weise mit dem Stress leben und umgehen.

Die verschiedenen Auswirkungen eines Geschöpfes auf die jeweiligen Stressfaktoren sind nach den Begriffen *„Eu-Stress"*, also guter Stress, und *„Dis-Stress"*, also krankmachender Stress, eingeordnet worden.
In der Naturheilkunde wird ein besonderes Augenmerk darauf gelegt, den negativen Disstress in guten Eustress umzuwandeln und Mensch und Natur wieder in Harmonie zu bringen. Um eine gesunde Balance zu erreichen, ist es notwendig, dass das vegetative Nervensystem ausgeglichen ist (Ruhephasen nach Anwendungen und ein erholter Schlaf

ohne Schlafpräparate). Auch Meditationsübungen, Atemtherapie oder Yogaübungen eignen sich hierfür.

Es ist niemandem möglich, auf längere Zeit gesehen, den krankmachenden Zustand der andauernden und überzogenen Leistungsbereitschaft bei zugleich nicht ausreichender Kompensation durch Regeneration zu überstehen. Ist der Stress aber zu einem Dauerzustand geworden, bei dem auch noch mangelnde körperliche Aktivitäten und ungesunde Ernährung hinzukommen, führt es unfreiwillig zu einem Erschöpfungszustand und in Folge meist zu einer Entstehung von Krankheiten.

Diese können sich durch Funktionsstörungen wie

- Einschlafstörungen,
- Reizbarkeit,
- Herzbeschwerden,
- Blutdruckschwankungen und
- depressive Verstimmungen

bemerkbar machen. Was sich wiederum zu ernsthaften Krankheiten wie Magengeschwüren, Herzerkrankungen und Hauterkrankungen entwickeln kann.

# KAPITEL 4

# Was passiert bei Stress im Körper?

Im alltäglichen Leben wird das Wort *„Stress"* für eine Vielzahl von körperlichen Symptomen und seelischer Überbeanspruchung benutzt.

Eine wesentliche Beteiligung an den Stresssymptomen hat der Sympathikus, der Teil des unwillkürlichen Nervensystems ist. Auf den Sympathikus hat der Mensch keinen Einfluss. Der Sympathikus wird vom Gehirn aus gesteuert. Es werden Signale zum Rückenmark im Brust- und Lendenbereich gesendet und dann weiter zu dem „Grenzstrang" geschaltet, dies ist ein spezieller Nervenbund. Von dort aus erreichen die Signale die Organe, Gefäße und Drüsen.

Hierbei hat der Sympathikus vielfältige Funktionen, um den Körper auf steigernde Anforderungen einzustellen. Durch die Stresshormone Adrenalin und Cortisol beschleunigen sich die Atem- und Pulsfrequenz, der Bluthochdruck stellt sich ein und die Blutzufuhr zur Muskulatur wird gesteigert. Die Atemwege werden erweitert, damit die Organe darüber hinaus mit ausreichend Sauerstoff versorgt werden. Die Leber setzt zusätzlich Zucker frei, um mehr Energie für den Körper zu haben. Der Sympathikus hat in extremen Lebenssituationen eine lebenserhaltende Funktion, da er weitere Kräfte aktivieren kann.

## *Gesunder und ungesunder Stress*

In der frühen Menschheit waren die Gefahren noch sehr viel größer, in denen der Sympathikus aktiv wurde. In der heutigen Zeit haben sich die Gegebenheiten bezüglich der Gefahren, denen wir ausgesetzt sind, geändert und verlagert. Doch Stress an sich muss nicht immer nur negativ behaftet sein. Es gibt stressige Momente, die uns einen Push versetzen und uns motivieren. Positiver Stress animiert uns und lässt uns Ziele erreichen. Denn ohne eine gewisse Aufregung würde der Körper nicht auf Hochtouren laufen. Bei positivem Stress werden die Sinne der Menschen geschärft und sie laufen zur Bestform auf, beispielsweise bei sportlichen Turnieren oder anderen Freizeitaktivitäten.

Doch bei einer Überforderung, die länger andauert, wie im beruflichen Alltag, besteht die Gefahr, dass Stress zu Krankheiten führt. Federführend sind hier die Herzerkrankungen, seelisches Leiden sowie Rückenschmerzen zu nennen. Um Stress zu vermeiden, können Entspannungsübungen in den Alltag eingebaut werden – und auch mal *„Neune-gerade-sein-Lassen"* hilft. Kann Stress nicht vermieden werden, braucht der Körper eine Möglichkeit, Adrenalin und Cortisol wieder abzubauen. Dafür brauchen wir Bewegung! Körperliche Betätigungen wie Joggen, Schwimmen oder Radfahren unterstützen ihn dabei.

# Einfluss genetischer und umweltbedingter Aspekte

## *Bluthochdruck, Alkoholkonsum und die Folgen*

Weitere Aspekte, wie beispielsweise das Rauchen von Zigaretten oder Alkohol, spielen bei Menschen, die an Bluthochdruck leiden, eine gesonderte Rolle. Rauchen wie auch Alkoholkonsum regen den Sympathikus enorm an.

Wissenschaftler nehmen an, dass die Hyperaktivität durch Alkohol- und Nikotinkonsum verantwortlich dafür ist, dass zwischen den beiden Umweltfaktoren und einer Herz-Kreislauferkrankung bei Hypertonikern ein Zusammenhang besteht.

Die Folgen von Alkoholkonsum auf die Steuerung des Herz-Kreislauf-Systems bringt eine weitere Problematik mit sich: Alkohol blockiert die Rückmeldung der Gefäße auf Positionsveränderungen. Steht eine Person aus einer bestimmten Position auf, lässt der Körper normalerweise den Gefäßwiderstand ansteigen, um einen Blutdruckabfall vorzubeugen. Wurde Alkohol konsumiert, fällt dieser Anstieg des Gefäßwiderstandes aus und dies führt wiederum zu einem Blutdruckabfall, möglicherweise bis hin zur Ohnmacht.

*Die Schlafapnoe*

Wissenschaftlich bewiesen ist, dass ein unruhiger und nicht normal verlaufender Schlaf eine primäre Rolle bei der Entwicklung von Herz-Kreislauferkrankung (Bluthochdruck) einnimmt. Bluthochdruck und obstruktive Schlafapnoe hängen aller Wahrscheinlichkeit nach eng zusammen.

Eine Schlafapnoe ist gekennzeichnet durch wiederholte Atemaussetzer, hervorgerufen durch ein Zusammenfallen der oberen Atemwege in der Schlafphase. Durch diese Atemaussetzer wird der Sauerstoffgehalt im Blut gesenkt. Personen, die an einer Schlafapnoe leiden, haben nicht nur während des Schlafs, sondern auch tagsüber eine erhöhte Aktivität des Sympathikus. Eine andauernde, gesteigerte Aktivität des Sympathikus kann dazu führen, dass sich Bluthochdruck dauerhaft einstellt und somit ein Risikofaktor für den plötzlichen Herztod ist.

# Das vegetative Nervensystem im Gleichgewicht

Das vegetative Nervensystem reagiert auf der einen Seite selbstständig auf die einwirkenden Umweltreize. Stoffwechsel und die Organe passen sich an. Andererseits reagiert es auch sofort auf die bewussten und unbewussten, positiven und negativen Gedanken, Einstellungen, Gefühlsregungen und Emotionen – und damit auch auf das Körpergefühl.

Gedanken und Emotionen haben also weitreichende Folgen auf die Balance des Organismus und unsere Gesundheit. Bei dem Vegetativum spielt das *„Polaritätsgesetz"* eine große Rolle: Sympathikus und Parasympathikus funktionieren in der Gesamtsteuerung gemeinsam als Antagonist der jeweils anderen Seite und halten so ein Gleichgewicht im Körper. Wie beim Kajak, wo man wechselseitig agiert, wechseln sich auch Sympathikus und Parasympathikus ab.

Gemeint ist, dass auf eine Anspannung oder Aktivität notwendigerweise ein Ausgleich erfolgen muss bzw. sollte, also eine Entspannung oder Passivität, wie Tag und Nacht. Hat man einen arbeitsreichen und aktiven Tag verbracht, sollte sich ein ruhiger und entspannter Abend einstellen. Der arbeitsreiche Tag entspricht dem Sympathikus und der ruhige Abend dann dem Parasympathikus.

Sinn und Zweck des Vegetativums ist die variable und extrem schnelle Anpassung des Stoffwechsels und der Organe an Änderungen, die durch Umwelteinflüsse und Reizüberflutung einströmen und Stress auslösen, um den Körper gesund zu halten und Disbalancen auszugleichen. Allerdings muss es sich nicht zwangsläufig nur um krankmachenden Stress handeln, sondern gleichfalls positiven Stress, der die Vitalität anregt.

Auf lange Sicht gesehen erzeugt das vegetative Nervensystem den inneren Ausgleich zwischen Aktivität und Ruhephasen im stofflich-organischen Milieu. In der Medizin und auch in der Systemik wird dieser Zustand auch Homöostase genannt. Der Begriff „Homöostase" ist aus dem Griechischen abgeleitet und bedeutet „innere Selbstregelung".

FÜR DAS WOHLERGEHEN DES GESAMTEN ORGANISMUS WERDEN IMMER DER SYMPATHIKUS UND DER PARASYMPATHIKUS BENÖTIGT.

In einem gesunden Körper sind beide Anteile miteinander verflochten und harmonieren. Dieses Vorgehen wendet zu starke Reaktionen ab und lässt den Menschen ein Wohlbefinden spüren, das, was Gesundheit ausmacht.

Zu starke Abschweifungen eines Anteils lassen sofort ein fühlbares Unbehagen erkennen, wie beispielsweise Erschrecken, körperlichen oder seelischen Dauerstress, die zu Beginn den Sympathikus ermutigen. Auch Bluthochdruck lässt aus dem Schlaf hochschrecken, da die Disbalance körperlich stark spürbar ist.

*Regulationsmechanismus*

Ist der Regulationsmechanismus im Körper in Ordnung, kann so eine Reaktion für eine kurze Zeit ausgeglichen werden. Werden diese einseitigen Abschweifungen jedoch zu einem Dauerzustand, gerät das gesamte Vegetativum ins Ungleichgewicht und führt zu immer häufiger auftretenden Dysfunktionen der Organe. Das eigentliche Gleichgewicht ist nicht mehr vorhanden. Bleibt die Konstitution des Ungleichgewichts und damit der Funktionsstörung der Organe über längere Zeit bestehen, können sich ernst zu nehmende organische Krankheiten entwickeln (z. B. Gewebeverlust und/oder -wucherungen, Schäden an den Zellen).

*Längere Funktionsstörungen*

Bei einer einseitigen Funktionsstörung, ohne dass es eine organische Diagnose gibt, wird oftmals eine vegetative Fehlfunktion oder psychosomatische Erkrankung diagnostiziert. Derartige Befunde erschrecken die meisten Patienten, die sie dann oft nicht wahrhaben wollen. Gerade dann nicht, wenn zusätzlich noch Psychotherapien angeraten werden. Dennoch tragen manche betroffenen Personen unterschwellige Probleme in sich, was überhaupt nicht unüblich ist – wir alle haben mit Themen, vor allem aus der Kindheit, zu kämpfen. In unserer Gesellschaft ist es immer noch üblich, dass Vieles verdrängt wird, Traumata werden nicht rechtzeitig erkannt oder behandelt, es wird über vieles nicht öffentlich aufgeklärt. So ist vielen von uns nicht bewusst, welch große Rolle das Unterbewusstsein spielt. Die Organe bekommen Störsignale und diese können die eigenständige Steuerung des Körpers durcheinanderwirbeln.

Es fällt den meisten Menschen schwer, über ihre zugrunde liegenden Probleme, Ängste, Sorgen zu sprechen, da dies gar nicht oder nur teilweise bewusst wird. Eine Gegenwehr zur Diagnose und möglichen Therapie ist dann begreiflich, dennoch hinderlich. Wir sind Gewohnheitstiere, die sich auch an stressige Situationen gewöhnen – vermeintlich. Der Schmerz wird oft so lange ignoriert, bis der Körper sich einen extremen Weg sucht, den der Betroffene dann nicht mehr ignorieren kann.

Die Gewöhnung oder das Kompensieren gelingt also nur oberflächlich, denn der Körper kann den Schmerz oder Stress auf Dauer nicht ausblenden, unser Geist allerdings schon einige Zeit.

### *Beispiele von „Gegenreaktionen" des vegetativen Nervensystems*

Eine innere Ausgeglichenheit wird auch keine massiven Reaktionen hervorrufen. Körperliche Wechselspiele können sein:

- Aktivität und Ermüdung
- Leichtigkeit und depressive Verstimmungen
- Verstopfung und Diarrhö
- Kälte- und Hitzegefühle

Eine angestiegene Hautrötung der warmen Haut nach einem eiskalten Abduschen nach dem Saunieren.

Der Energieverlust nach einer enormen Anstrengung.

Der apathische Zustand nach einem nervenaufreibenden Schrecken.

Die Kopfschmerzen und der Nachholbedarf nach einer langen Nacht.

*Stimmungsschwankungen*

Erheiterung, Ausgelassenheit, Begeisterung oder sogar Euphorie, gefolgt von einem Gefühl von Gedämpftheit, Gleichgültigkeit und der inneren Leere. Starke Stimmungsschwankungen können den Menschen sehr zu schaffen machen oder sie wissen nicht richtig diese einzuordnen.

Ein physischer Zustand, der höchste Konzentration erfordert, gefolgt von einer Phase der Unkonzentriertheit. Diese gefühlsmäßigen *„Wach- und Aktivitätsrhythmen"* eines Tages, gefolgt von geistiger Erschöpfung und Ermüdungserscheinungen am Abend sind sehr anstrengend. Erfolgsorientierte Menschen kennen diese Zustände nur zu genüge und empfinden sie häufig als störend. Der andauernde *„sympathische Status"*, die totale Aktivität, ruft den Gegenspieler, den *„parasympathischen Status"* hervor, was einer *„Notbremsung"* gleichkommt.

Solche Interaktionen bzw. Reaktionen des Körpers sind, auch wenn sie als unangenehm empfunden werden, eine absolut normale und folgerichtige Regulation zum Wiederaufbau der Balance der Homöostase im Körper.

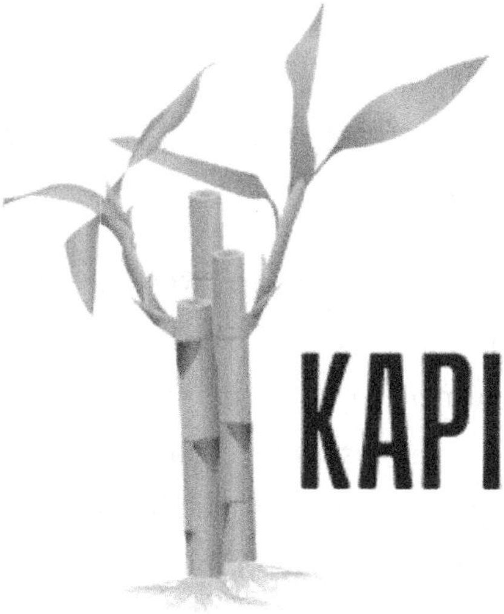

# KAPITEL 5

# Zusammenwirken von Vagusnerv und unterschiedlichen Krankheiten

## *Beschwerden bei Entzündung und Reizung und Beruhigung des VAGUS*

Krankheitszeichen einer Entzündung der Nerven sind hauptsächlich Schmerzen, Gefühllosigkeit, Muskelzucken und ein Verlust der Nervenfunktion. Der Vagusnerv regt aber nur in sehr geringem Maße die Haut und die Muskeln an, sodass Taubheitsempfindungen und Muskelzuckungen nicht so oft vorkommen. Fühlbar werden Entzündungen vornehmlich durch Schmerzempfinden und Funktionseinbußen. Der Entzündungsort lässt sich gut durch die Symptome begrenzen. Eine Diagnose über die Ursache ist jedoch laut Ärzten schwieriger.

Die empfindlichste Stelle des Vagusnervs ist im Rachenbereich, und zwar der Kehlkopfnerv. Die Beschwerden zeigen sich durch Heiserkeit und Schmerzen beim Schlucken und Husten.

Möglichkeiten, den Vagusnerv zu beruhigen, gibt es eher nicht. Generell können Nerven durch Medikamente für eine Zeit „stillgelegt" werden. Beim Vagusnerv ist das jedoch nur an seinen Enden der Verästlungen an den Zielorganen vernünftig, weil er eine Vielzahl von bedeutenden Körperfunktionen steuert, sodass man hier sehr vorsichtig ist.

Ein weiteres Hindernis ist, dass der Vagus den Körper tief durchläuft, sich frühzeitig verzweigt und er dadurch nur schwer zu erreichen ist. Die beste Möglichkeit, um an ihn heranzukommen, ist am Halsbereich, da er hier mehr an der Oberfläche verläuft und noch nicht so stark verästelt ist.

Eine weitere Option, auf den Vagusnerv beruhigend einzuwirken ist, sich das Zusammenwirken von Sympathikus und Parasympathikus zunutze zu machen. Je intensiver der Sympathikus agiert, umso weniger agiert der Parasympathikus und andersherum. Um also den Parasympathikus zu beruhigen, muss der Sympathikus aktiviert werden. In alltäglichen Situationen geschieht diese Stimulation anhand von Stress oder sportlichen Betätigungen.

Medizinisch gesehen liegt eine Reizung vor, wenn es zu einer Aktivierung des Nervensystems kommt. Diese Aktivierung kann durch einen Druck oder durch einen elektrischen Reiz verursacht werden. Die Reizung des Vagusnervs zeigt eine Nervenreaktion an, die durch einen mechanischen Druck im Halsbereich herbeigeführt wird. Hierbei wird der körpereigene Reflexbogen genutzt, der für die Blutdrucksteuerung verantwortlich ist. An der Halsschlagader sind kleinere Sinneszellen angeordnet, die den Blutdruck ermitteln und Signale ans Gehirn übermitteln. Im Gehirn wird dieses Druckverhältnis ausgewertet und dementsprechend der Blutdruck erhöht oder gesenkt.

## *Den Vagusnerv stimulieren*

Die Stimulation des Vagusnervs ist in der heutigen Zeit eine erprobte Therapieform, die von Ärzten bei Epilepsie-Anfällen, Depressionen und Angstzuständen angewandt wird. Die Verfahren sind unterschiedlich. Beispielsweise kann ein Pulsgenerator direkt unter die Haut eingepflanzt werden, der dann mittels einer Elektrode den Vagusnerv wiederkehrend anregt. Bei einer anderen Methode wird der Nerv unmittelbar an dem Außenohr über die Haut stimuliert. Die Anregung wird dann durch den Nerv an das Gehirn weitergeleitet und hat da stimulierende Auswirkungen.

**Übrigens:** Gemeinsam mit dem 9. Hirnnerv hat der Vagusnerv auch die Aufgabe, den Brechreiz zu steuern. Meist wird der Brechreiz aufgrund von Übelkeit hervorgerufen, somit ist eine direkte Beziehung zwischen Vagusnerv und Übelkeit gegeben. Wird nun der Vagusnerv stimuliert, kann durchaus das Gefühl von Übelkeit ausgelöst werden.

Darüber hinaus unterstützt er die Magensaftproduktion. Der Magensaft ist äußerst sauer und bei einem Anstieg kommt es ebenso zum Brechreiz und auch zu Bauchbeschwerden.

## *Depression und Burnout*

Die Symptome bei einer Depression bzw. Burnout können bei Männern und Frauen unterschiedlich ausgebildet sein. Die Hauptsymptome zeigen eher kleinere Unterschiede auf. Sind bei Frauen meist Erscheinungen von Mutlosigkeit und Sinnieren gehäuft zu erkennen, schlägt sich bei Männern die Depression auch in auffälligem aggressivem Verhaltensmuster nieder. Eine Studie belegte im Jahr 2014, dass die andersartigen Symptome bei Männern und Frauen mit einem Unterschied in dem biologischen Organismus der Stresserwiderung in Beziehung zu setzen ist.

Die alltäglichen Erwartungen werden für die Menschen immer extremer, daher ist es nicht verwunderlich, dass die Mehrzahl der Menschen sich darüber beklagt, mit dem dauernden Stress nicht mehr klar zu kommen. Die Anzahl der Erkrankung an Burnout hat in den letzten Jahren stark zugenommen.

Je intensiver und länger eine Belastung und Überforderung andauert, umso gehäufter tritt Burnout in der Form mit chronischen Erschöpfungszuständen, mit chronischen Erkrankungen der Muskeln und Sehnen oder anderen Erkrankungen auf. Bei einem Burnout handelt es sich um eine psychische Fehlfunktion und Erkrankung. Charakteristisch für einen Burnout sind Stimmungstiefs, anhaltendes Grübeln und Lustlosigkeit. Damit einhergehend verlieren die betroffenen Personen die Freude allgemein, das Selbstbewusstsein, die Energie und die Neugier auf das Leben schwindet. Dadurch sind die Lebenslust und auch die Lebensqualität stark belastet.

Diesen Zustand findet man auch bei nicht an Depression oder Burnout erkrankten Menschen, beispielsweise im Trauerzustand nach einem schweren Verlust. Die Anzeichen unterscheiden sich nicht von denen einer depressiven Erkrankung, jedoch vergehen sie nach einiger Zeit wieder von selbst. Von einer Krankheit spricht man, wenn die Symptome über einen sehr langen Zeitraum anhalten und von der Schwere her in keinem adäquaten Verhältnis zu den auslösenden Ursachen stehen.

Eine Depression bzw. ein Burnout wird den seelischen Störungen angegliedert. Eine Diagnostik erfolgt nach Krankheitsverlauf und Symptomen (einzigartiges oder sich wiederholendes depressives Ereignis). In der Regel wird ein Burnout mit Hilfe einer Psychotherapie, manchmal unter Zuhilfenahme von Antidepressiva, behandelt.

Umgangssprachlich wird *„depressiv"* oftmals bei einem normalen, traurigen und bedrückten Stimmungstief ohne ernsthafte Krankheitszeichen benutzt. Richtig wäre aber *„deprimiert"*. Medizinisch gesehen ist ein Burnout aber eine ernsthafte und behandlungsbedürftige Erkrankung, bei der der Betroffene keine eigene Willenskraft oder Disziplin mehr hat. Diese Erkrankung ist ursächlich für eine Arbeitsunfähigkeit oder Frühverrentung, Gedankenkreisen oder sozialen Rückzug.

## *Stimulation in der Schulmedizin*

Auch wenn diese Therapiemaßnahme noch am Anfang steht, wird sie in Deutschland schon angewendet, denn dass Sympathikus und Parasympathikus allzu häufig aus der Balance geraten sind, steht außer Frage, auch für Mediziner.

Ärzte gehen hier nach den Symptomen, die auftreten und behandeln Verdauungsbeschwerden wie Durchfall, Blähungen oder Verstopfung. Meist wird hier mit Abführmitteln behandelt oder Magensäure-Hemmern. Auch Arzneimittelpräparate, besondere medizinische Verfahren oder Operationen kommen zum Einsatz, je nach Symptomatik oder Krankheitsart bzw. -schwere. Auch bei Depressionen und Angststörungen ist die Vagus-Methode sehr hilfreich und beliebt. Die Ursachen zu behandeln wäre natürlich sinnvoll.

Insbesondere bei psychischen Krankheiten wie Angstzuständen und Depressionen oder auch bei psychosomatischen Erkrankungen ist es möglich und heilsam, eine natürliche Behandlung in Betracht zu ziehen: die Vagusnerv-Stimulation. Den Patienten zu zeigen, wie sie sich selbst verändern können, Stressoren aus dem Leben entfernen und die Lebensführung in allen Bereichen reflektieren, ist notwendig. Es braucht jedoch eine große Selbstverantwortung und den Willen des Patienten, Veränderungen in Angriff zu nehmen.

Eine der Methoden kommt ursprünglich aus der Behandlung von Epilepsiepatienten. Ähnlich wie der Herzschrittmacher wird unter dem Schlüsselbein ein Stimulator eingesetzt, mit einem Durchmesser von circa 3 cm. Durch ein sehr filigranes Kabel ist der Stimulator mit dem Vagusnerv in der Halsregion verbunden. Der Vagusnerv ist, wie schon erwähnt, ein

Hirnnerv – über ihn werden wichtige Aufgaben wie z. B. der Herzschlag geregelt.

Bisher wurden über 15.000 Betroffene mit einem Stimulator versehen. Dadurch verbesserte sich, neben der Epilepsie, auch das psychische Wohlergehen der Patienten gerade im Hinblick auf Depressionen. Die exakte Wirkungsart ist bisher jedoch noch unklar. Untersuchungen belegen, dass bestimmte Botenstoffe vermehrt im Gehirn abgegeben werden. Studien belegen, dass bei von starken Depressionen betroffenen Personen, bei denen andere therapeutische Maßnahmen nicht gegriffen haben, eine Besserung von circa 40 % eingetreten ist.

DAS GEHIRN KOMMT IN EINEN ZUSTAND DER ENTSPANNUNG,
DIE SELBSTHEILUNGSKRÄFTE WERDEN AKTIV UND
SCHÄDIGENDE STRESSHORMONE WERDEN REDUZIERT.

Eine gezielte **Stimulation des Vagusnervs** hat das Ziel, die betroffenen Personen durch **Bewegung zur Entspannung** zu bringen. Dadurch soll der Sympathikus sich wieder beruhigen und der Parasympathikus kann dann aktiv werden. So kommt das Gehirn in einen Zustand der Entspannung, die Selbstheilungskräfte werden aktiv und schädigende Stresshormone reduziert.

Doch aufgrund zu geringer und aussagekräftiger Studien, die belegen, bei z. B. welcher Form der Depression ein Stimulator besonders hilfreich eingesetzt werden kann, sollte der therapierende Arzt darüber entscheiden, inwieweit er diese Art der Therapie nutzt. Die Kosten für eine derartige Therapie übernehmen die Kassen nur nach eingehender Prüfung, da ein Einpflanzen des Stimulators bis zu 20.000 € kosten kann.

## *Die soziale Komponente*

Vielleicht warst du schon einmal längere Zeit Single, längere Zeit von einem Lieblingsmenschen getrennt oder hast einen wichtigen Menschen verloren. Alle Situationen, in denen wir uns mehr oder weniger einsam und verlassen fühlen, lassen uns traurig, verstimmt oder gedrückt fühlen. Denn wir können am besten entspannen, wenn wir uns geliebt und geborgen fühlen. Nicht umsonst spricht man Paaren eine längere Lebenserwartung zu.

Wir sind Herdentiere, soziale Wesen, wir sind auf Kontakt zu anderen Menschen angewiesen und brauchen Nähe, Intimität und Sicherheit, wir brauchen Körperkontakt. All dies ist für unsere Gesundheit essentiell wie Essen und Trinken. Ein Eremiten-Dasein, ein Leben in Abgrenzung ist, wie man 2020 und 2021 gesehen hat, für uns Menschen nur schwer zu verkraften. Nicht nur das miteinander reden, sondern auch der Kontakt, der Körperkontakt, sind extrem wichtig.

DER PARASYMPATHIKUS IST DARAUF AUSGERICHTET,
DASS KONTAKT AUCH GEBORGENHEIT
UND SOMIT ENTSPANNUNG HERSTELLT.

Denn dann erst wird der Vagusnerv aktiv. Die Gefühle, die ausgelöst werden, sorgen für eine automatische, natürliche Aktivierung des Nervs. Lachen, Nähe, Liebe, Innigkeit, all diese Situationen, die schöne Gefühle erzeugen, sorgen für das Funktionieren des parasympathischen Nervensystems und erhalten unser Wohlbefinden. Auch der Schlaf ist dann ausgewogener, wenn wir geliebte Menschen um uns herumhaben. Wir

wachen in der Nacht weniger auf, schlafen ruhiger, der Körper kann sich besser erholen.
Isolation und Kontaktarmut, da sind sich Experten einig, sorgen für eine Reduktion der Vagusfunktionen. Emotionale Blockaden und negative Gedanken können somit direkt zu Beeinträchtigungen des Körpers und seiner Funktionen führen.

Es gibt einige Studien zum Thema Berührung, die zeigen, dass Körperkontakt essentiell ist. Berührung hat auf alle unsere Lebensbereiche einen fundamentalen Einfluss. Die Haut ist das größte Organ unseres Körpers mit Millionen von Rezeptoren, die auf Berührung anspringen. Kälte und Wärme, Oberflächenstrukturen und Druck oder auch Richtungen können über die Haut wahrgenommen werden. Ebenso Emotionen spielen hier eine Rolle – angenehm, unangenehm, schön oder schrecklich. Berührungen werden gefühlsmäßig bewertet und lösen auch Gefühle aus. Es wird dadurch Oxytocin freigesetzt, ein Hormon, das man auch Kuschelhormon nennt, das Bindungshormon. Es wirkt stressmindernd und löst Ängste.

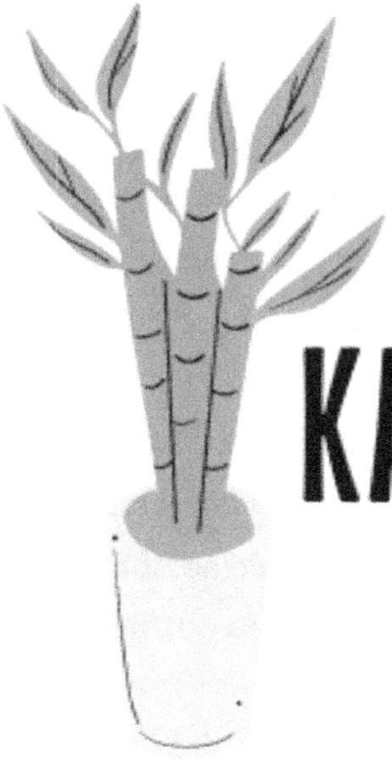

# KAPITEL 6

# Der Vagusnerv und seine Wirkung auf Verdauung und Herz

Sämtliche Körperteile sind durch ein spezielles „Netzwerk" mit Nerven verbunden, bekannt als „Plexus". Der Vagusnerv und seine Beziehung zum Darmplexus ist aus medizinischer Sicht sehr interessant und ist daher im ständigen Blickpunkt der Mediziner.

Ein interessantes Beispiel: Wenn der Mensch etwas Verdorbenes oder Giftiges zu sich genommen hat. Die Nerven im Verdauungstrakt geben eine Rückmeldung an das Gehirn, um dann eine Abfolge von Gegenwirkungen auszulösen, um die giftigen Substanzen aus dem Körper zu bekommen. Das Vegetativum ist aktiv.

Die Person nimmt das Bedürfnis wahr, sich zu erbrechen (Brechreiz) – kurz gesagt: Dir ist speiübel. Oder auch andere Reaktionen machen sich im Körper bemerkbar, wie etwa zunehmendes Schwitzen, ansteigender Puls und schnellere Atmung. Der Vagusnerv prüft den gegenwärtigen Zustand des Verdauungsmechanismus und gibt dem Gehirn die Information weiter. Bei einer zu opulenten und zu fetthaltigen Ernährungsweise, bei der auch der Kohlenhydratanteil sehr hoch ist, besteht die Möglichkeit, dass der Darm sich entzündet.

Forscher, die über die Parkinsonkrankheit forschen, vermuten, dass eine Entzündung im Gehirn, die neurologische Krankheitszustände auslösen kann, durch den Vagusnerv übertragen wird. Bei Kindern, die unter psychischen Störungen oder unter Lernschwächen leiden, ist, so vermuten Experten, der Darmzustand ähnlich beeinträchtigt und sie messen dem Krankheitsbild eine bedeutende Rolle zu.

Häufig ist ein entzündliches Geschehen im Körper bei rund 90 % der Krankheiten die Ursache. Hinzu kommt dann unter Umständen eine schlechte Ernährungsweise über einen langen Zeitraum, was ebenfalls verstärkende Wirkung haben kann oder vielleicht Auslöser ist. Entsteht eine Darmentzündung, dann ist mit sehr großer Wahrscheinlichkeit der Vagusnerv beteiligt.

## *Reizdarm-Symptome*

### *Völlegefühl*

Es ist ein beharrlicher Druck im Magen und das anhaltende Gefühl von Sättigung, obwohl man schon länger keine Nahrung mehr zu sich genommen hat.

### *Depressive Verstimmungen*

Auch depressive Verstimmungen können ihren Auslöser im Darmbereich haben. Es besteht ein unmittelbarer Zusammenhang zum Gehirn, denn über den Vagusnerv werden Informationen ausgetauscht. Ist der Darm krank, macht sich dies auch im Gehirn und damit auch in der Stimmungslage bemerkbar.

### *Kreislaufprobleme*

Bei Darmproblemen kommt es häufiger zu einer mangelnden Durchblutung im Leib. Das Infektionsrisiko steigt und ein Nährstoffmangel kündigt sich an. Darunter leidet auch der Kreislauf. Schon bei nur einfachen sportlichen Aktivitäten ist dies erkennbar.

### *Schlafprobleme*

Schläft man unruhig, fühlt man sich am nächsten Morgen nicht ausgeruht. Die nächtliche Erholung ist wegen des dauernden Bauchgegrummel eingeschränkt.

### *Konzentrationsstörungen*

Eine nicht ausreichende Nährstoffaufnahme, ein entzündeter Darm und ein wenig erholsamer Schlaf – allein diese Störungen schlagen sich auf die Konzentration nieder. Diese Beschwerden können sich zwar auch bei anderen Krankheiten einstellen, dennoch treten sie meist im Zusammenhang mit dem Reizdarm auf.

### *Magen-Darm-Erscheinungen bei psychischen Problemen*

Ein Großteil psychischer Themen und Erkrankungen sind mit dem Darm verflochten, so auch mit dem Vagusnerv. Menschen, die unter Stress stehen, leiden oft unter einem nervösen Magen oder Reizdarm. Die frei gegebenen Hormone beeinflussen die Verdauung und das Abwehrsystem oft sehr ungünstig. Unter Mitarbeit des Gehirns werden diese Zustände noch gesteigert.

Hormone und Botenstoffe sind noch lange nicht die einzigen Gegenspieler, die die Darmflora beeinflussen. Verschiedenartige Mikroorganismen manipulieren das Essverhalten und den Appetit unmittelbar durch das Nervensystem. Aufgrund des wenig bekannten *„Darm-Hirn"* haben sie einen direkten Zugang zum Gehirn.

Im Mittelpunkt des Austauschs zwischen Gehirn und Bauch ist der Vagusnerv. An die 100 Millionen Nervenzellen des Verdauungsmechanismus sind mit dem Gehirn verbunden und der Vagus ist die unmittelbare Kommunikationslinie zwischen Bauch und Kopf. Dadurch kann beispielsweise der Verdauungstrakt mitteilen, dass der Magen gesättigt ist. Vom Gehirn werden aber auch Signale an die Organe gesendet.

### *Verschleierte Signale – Darmbakterien machen auf sich aufmerksam*

Die Nervenzellen im Verdauungstrakt sind mit dem Vagusnerv verflochten und agieren so mit dem Darmmilieu über viele Rezeptoren an der

Zelloberfläche. Die „Andockstellen" lassen sich auf die Botenstoffe ein, die im Verdauungsprozess anfallen oder auch auf Bakterien und ihre Abbauerzeugnisse.

Forschungsergebnisse weisen darauf hin, dass bestimmte Mikroben Signale des Vagusnervs beeinflussen können und so auch das Essverhalten. Sie sind in der Lage, Botenstoffe zu erzeugen, die den Vagus anregen und so gesteigerten Appetit auslösen.

### *Verwandelte Andockstellen*

Auch können bestimmte Bakterien die Andockstellen der Opioide und Endocannabinoide im Darmbereich beeinflussen. Diese Hormone, die auch im Darm erzeugt werden, kommen ins Spiel, wenn zu fetthaltige Nahrung aufgenommen wurde. Knüpfen nun die abgegebenen Botenstoffe an die Rezeptoren in der Darmwand an, kommuniziert der Vagusnerv an das Gehirn, dass noch mehr von dem fettigen Essen aufgenommen werden soll (Pommes, Chips). Die Esslust steigt.

Sind nun Mikroben an den Andockstellen aktiv und verändern diese, schwindet auch die Esslust auf ungesundes und fetthaltiges Essen. Kontrollieren nun diese Mikroben das Essverhalten? Nicht zwingend. Der Mensch an sich ist ja in der Lage, bewusste und vernünftige Entscheidungen für sich zu treffen. Nachweislich können sportliche Aktivitäten, Meditation und Yoga die Betriebsamkeit des Vagusnervs eindämmen.

Das gesamte Nervengeflecht im Bauch- und Darmbereich wird allgemein verständlich auch *„Bauchhirn"* genannt. Dabei handelt es sich um das enterische Nervensystem, das über den Vagusnerv mit dem Gehirn verbunden ist. Dieses enterische Nervensystem ist abermals ein Teil des peripheren Nervensystems, aber zum zentralen Nervensystem hin abgeteilt.

Der gesamte Verdauungstrakt, angefangen von der Speiseröhre über den Magen bis hin zum Enddarm wird vom enterischen Nervensystem durchzogen. Auch sind etwa 70 % der Immunzellen im Darm befindlich. Somit darf es sich das „maßgebliche Informationssystem" des menschlichen Körpers nennen. In der Medizin erforschen Neurogastroenterologen das „Bauchhirn" und mit Sicherheit wird dieser Forschungszweig in der Zukunft noch viele interessante Beobachtungen hervorbringen.

### *Auf welchen Pfaden kommen die Informationen vom Darm zum Gehirn?*

Der Vagusnerv stellt eine Verbindungslinie dar, die vom Bauch bis hin zur Großhirnrinde und dem *„limbischen System"*, dem Gefühlszentrum, führt. Gut 80 % der Nervenbahnen des Vagusnervs laufen vom Bauch hin zum Gehirn. Anders herum, also vom Gehirn zum Darm, verlaufen nur einige wenige Nervenbahnen, die Informationen weitergeben.

### *Wie werden Informationen vermittelt?*

Das Darmnervensystem besitzt über 100 Millionen an Nervenzellen. Damit hat es mehr Nervenzellen als das Rückenmark. Die Zellarten und Moleküle des Verdauungstrakts stimmen mit denen im Gehirn überein und interagieren so über die gleichen Botenstoffe (Dopamin und Serotonin).

Im allgemeinen Sprachgebrauch sind Dopamin und Serotonin als *„Glückshormone"* bekannt. Interessanterweise werden bis zu 95 % des körpereigenen Hormons Serotonin im Magen-Darm-Bereich hergestellt.

Ist der Serotoninspiegel auf einem hohen Niveau, ist die Stimmung gut und Aggressionen, Übellaunigkeit und Ängste sind verschwunden. Es ist wahrscheinlich, dass das Serotonin ebenfalls im Gehirn wirkt.

Der Vagus ist für die Verdauung von großer Bedeutung. Schon eine niedrigere Vagustätigkeit erhöht gleichzeitig das Reizdarm-Syndrom, da die Verdauung langsamer arbeitet. Die Anregung des Vagusnervs führt auch dazu, dass vermehrt Histamin von den Magenzellen freigesetzt wird und so die Produktion von Magensäure positiv beeinflusst wird. Bei einer zu geringen Magensaftproduktion ist wahrscheinlich ein Problem des Vagusnervs die Ursache.

Die Anzeichen von Sattheit und Entspanntheit nach einem Essen werden teilweise aufgrund der Aktivität des Vagus an das Gehirn als Antwort auf die Mahlzeit ausgelöst. Bei Krankheiten wie der gastroösophagealen Refluxkrankheit spielt auch wieder der Vagusnerv eine wichtige Rolle. Er regelt den Säuregrad des Magens und er hat die Speiseröhre unter Kontrolle.

### *Einfluss des Vagusnervs auf Leber, Gallenblase, Niere und Milz*

Der Blutzuckerhaushalt der Leber und der Bauchspeicheldrüse werden beide mit Hilfe des Vagusnervs kontrolliert. Er regt auch die Leber an, Galle abzugeben, um somit giftige Stoffe abzubauen und Fett zu verstoffwechseln.

Der Vagusnerv unterstützt die Nierentätigkeit, indem er hilft, die Glukose zu kontrollieren und den Blutfluss zu erhöhen, dies wiederum verbessert die Blutfiltration. Durch die Aktivität des Vagusnervs wird Dopamin in den

Nieren freigesetzt, Natrium wird mehr und mehr ausgeschieden und der Blutdruck herabgesetzt.

Der Vagusnerv wirkt auch auf die Blase ein, denn durch seine Stimulation wird das Entleeren der Blase angeregt. Durch seine Stimulation ist er in der Lage, Entzündungen in der Milz und auch in allen anderen Organen zu verringern.

Auch an der Zunge ist er beteiligt, um so den Speichelfluss und den Geschmack kontrollieren zu können und nicht zuletzt regelt er sogar den Tränenfluss.

### *Was bewirkt die Homöostase?*

Wir sprechen hier von der Beständigkeit des Verhältnisses von Blutdruck, Körpertemperatur und pH-Wert des Blutes. Mit der Homöostase ist die Stabilität des Verhältnisses von Blutdruck, Körpertemperatur und pH-Wert, also des inneren Milieus, im Körper gemeint. Zweck sollte sein, einen denkbar gleichmäßigen Zustand des inneren Milieus bei Blutdruck, Säure-Basen-Haushalt und Glucose- und Sauerstoffspiegel zu erreichen. Die Organe und das Gewebe sind abhängig von homöostatischen Regelungen, weil sie nur inmitten definierter Bedingungen, wie bestimmter Säure- und Temperaturbereiche, einwandfrei funktionieren. Eben diese Stabilität im Inneren des Körpers reguliert das vegetative Nervensystem auf einer feinstofflichen Ebene, beispielsweise durch Hormonausschüttungen oder durch eine höhere Wasseraufnahme in den Zellen.

Minimale Veränderungen, wie etwa eine Dehnung in den Wänden der Organe oder den Blutgefäßen oder ein Kohlendioxidanstieg im Blut, werden sofort von Sensoren wahrgenommen. Eine sofortige Reaktion ist das Senden von wiederkehrenden Impulsen durch sensorische Neuronen an spezielle Bereiche des zentralen Nervensystems. Dort werden die aufgenommenen Informationen verarbeitet.

Anschließend werden durch Motoneuronen des vegetativen Nervensystems Signale versendet, die die Betriebsamkeit der Zielorgane auf die neue Situation abstimmt. Ist ein Ungleichgewicht eingetreten, unternimmt der Körper alles, um durch bestimmte Aktionen die Balance im Körpersystem wiederherzustellen.

Steigt der Kohlendioxidanteil im Blut an, reagiert das vegetative Nervensystem sofort, indem es die Atmung verstärkt. Dadurch werden die schädlichen Gifte beseitigt und der Sauerstoffgehalt steigt an.

Dieser Regelmechanismus unterstützt auch den Wasserhaushalt, den Kreislauf und den Stoffwechsel.

# Einfluss des Vagusnervs auf die Reizleitung des Herzens

Die Quelle für die nervliche Information des Herzens ist das vegetative Nervensystem. Das vegetative Nervensystem versorgt mit seinen peripheren Teilen sämtliche Gewebe mit Informationen. Die vegetativen Änderungen werden vom Gehirn erzeugt und lösen somit reflektorisch die benötigten Reaktionen aus. Beispielsweise werden der Anstieg des Herzminutenvolumens, der Puls und Blutdruck auf diese Art und Weise reguliert.

Der Einfluss der vegetativen Anteile des Nervensystems auf die drei Herzfunktionen (Herzfrequenz, Erregungsleitung, Kontraktionsphase) haben einige deutlich erkennbare Effekte. Während der Sympathikus mit Nervenfasern auf die Herzabschnitte (AV-Knoten, Vorhof, Ventrikel) einwirkt, ist die parasympathische Versorgung über die Äste des Vagusnervs vorzugsweise in den Vorhöfen vorzufinden. Der rechte Vagus kümmert sich um den rechten Vorhof mit dem Sinusknoten und der linke Vagus versorgt primär den AV-Knoten.

*Was ist ein reflektorischer Herzstillstand?*

Der im Reflex ablaufende Herzstillstand entsteht aufgrund einer übertriebenen Reizung des Vagusnervs. Als zehnter Hirnnerv hat der Vagusnerv enormen Einfluss auf die Regulation der meisten Organe und in Folge dessen auch auf die Herzfunktion. Bei einer außerordentlichen Reizung korrigiert der Vagus die Herzfunktion auf einen Minimalwert herunter, sodass es zu einem plötzlichen Herzstillstand kommen kann.

Ursächlich hierfür können extreme bzw. gezielte Reize sein, z. B. ein Schlag auf eine Halsseite oder das Eintauchen in eisiges Wasser mit einer Temperatur von unter 4 Grad. Auch der Tod durch Ersticken (Bolustod) ist eine Reaktion des Vagusnervs, wenn ein Fremdkörper im Hals stecken bleibt oder aus Versehen in die Luftröhre gelangt. Diese Reizung des Rachens führt ebenfalls zu einer Überreaktion des Nervs.

# KAPITEL 7

# Innere Balance – Ein Selbst-Test

Selbstverständlich haben wir alle unsere blinden Flecken und sind betriebsblind, wenn es um das eigene Leben geht. Häufig spielen wir den Stress auch herunter mit Sprüchen wie: „Ach, das geht schon." Oder: „So schlimm ist es ja nicht." Zudem ist Fleiß gefragt, wir sind stolz, wenn wir beschäftigt sind und viel schaffen, auch wenn es auf Kosten der Gesundheit geht.

Jedoch dürfen wir reflektieren, wie ehrlich wir zu uns sind – und die Gesundheit sollte wirklich an erster Stelle stehen.

**Ich habe einige Fragen für dich, die du für dich ehrlich beantworten kannst, um zu reflektieren, wo du stehst.**

Bist du sehr gern allein zu Hause und kannst dich auch allein beschäftigen?

- ? Ja
- ? Nein

Du arbeitest vielleicht oder hast viel zu tun und nimmst dir genügend Zeit für dich selbst und deine Freizeit.

- ? Ja
- ? Nein

Machst du regelmäßig Persönlichkeitsentwicklung?

- ? Ja
- ? Nein

Weißt du, was du willst, und machst alles für deine Ziele?

- ? Ja
- ? Nein

Reflektierst du regelmäßig, wie es um deine Gesundheit steht?

- ? Ja
- ? Nein

Würdest du sagen, dass deine Gesundheit zufriedenstellend ist und du regelmäßig Check-ups machst?

- ? Ja
- ? Nein

Entspannen fällt dir leicht.

- ☐ Ja
- ☐ Nein

Bist du ein Mensch, der Lebensfreude spürt und offen ist?

- ☐ Ja
- ☐ Nein

Bist du viel außer Haus auf Reisen oder arbeiten, nimmst dir aber dennoch Zeit für dich und deine Familie oder Freunde?

- ☐ Ja
- ☐ Nein

Bist du zuversichtlich und ein Optimist?

- ☐ Ja
- ☐ Nein

Kannst du dem Leben vertrauen und bist voller Zuversicht?

- ☐ Ja
- ☐ Nein

Wenn du die meisten oder auch die Hälfte der Fragen mit **Ja** beantworten kannst, dann bist du ein sehr ausgeglichener Mensch. Eine Balance zu schaffen, die uns gesund hält und regenerieren lässt, ist wichtig und kann mit kleinen Ruheinseln, mit Atemtechniken, mit Meditation oder autogenem Training hergestellt werden.

**Übungen zur Entspannung** brauchen keinen ganzen Tag, keinen ganzen Abend oder besondere Fähigkeiten. Wichtig ist erst einmal der Entschluss, sich überhaupt Zeit zu nehmen und sich kleine Zeitfenster einzubauen. Lieber kleine Inseln, als einmal im Monat einen Tag komplizierte Übungen zu machen.

# Aktivierung der Selbstheilungskräfte

Die Möglichkeit der Aktivierung der Selbstheilungskräfte durch den Vagusnerv wurde lange Zeit verkannt, obwohl die Heilkraft sehr umfangreich ist und der Einfluss auf die Gesundheit enorm ist. Ohne den Vagusnerv bekommt der Körper keine Ruhe, die Menschen finden kein Entkommen aus dem stressigen Alltag oder finden keine Ursache für ihr Leiden. Die Übungen im Buch sind für gesunde Menschen gedacht, denn:

**Achtung, sehr wichtig:**
*Erkrankungen, Symptome, die auffällig sind, belasten oder schmerzen, müssen immer vom Arzt abgeklärt werden. Gehe also regelmäßig zum Check-up und bei Symptomen oder einem Krankheitsgefühl sollte der Arzt dringend aufgesucht werden. Denn nur ein Arzt kann und darf eine Diagnose stellen und sagen, ob die Übungen auch ausgeführt werden dürfen oder ob eine Kontraindikation vorliegt. Übungen zur Entspannung sind immer begleitend und beinhalten niemals ein Heilversprechen.*

Die Selbstheilungskräfte sind für die Wissenschaft immer noch ein Wunder, klar ist jedoch, dass Stress den Körper krank machen kann und eine positive Haltung sowie Entspannung, Schlaf und das Glückshormon Serotonin z. B. das Immunsystem stärken. Stressabbau ist also wichtig und gesund und hat einen positiven Effekt auf den Körper.

## *Welche Möglichkeiten gibt es, um den Vagusnerv zu stimulieren?*

Der Nerv kann nur funktionieren, wenn er ausreichend aktiv ist, um somit Geist und Seele Entspannung zu geben. Als Beispiel dient die Vorstellung einer locker hängenden Gitarrensaite, die also nicht wirklich gut klingt. Ist die Saite gespannt und lässt sich stimmen, dann haben die Töne einen vollen und auch „richtigen“ Klang.

Am effektivsten und nachweislich belegt ist der Vagusnerv durch Meditationsübungen zu stimulieren, da die Spannung des Nervs so am besten gehalten wird. Ähnlich gut wirken Yogaübungen, autogenes Training, Tai-Chi, Atemübungen. Alle Übungen zielen auf einen Punkt ab: die Spannung des Vagusnervs zu steigern, um dann positive Impulse an die Seele zu senden.

# Vagusnerv für innere Ausgeglichenheit und Balance

Seine Umwelt ganz intensiv mit den Sinnen begreifen, in seiner Mitte sein – das kommt im Alltag meistens nur sehr selten vor. Durch beruflichen oder privaten Stress fällt ein Abschalten schwer. Morgens wird in der Regel über den Tagesablauf oder die *„To-do-Liste"* für den Tag nachgedacht. Man klettert schon gestresst aus dem Bett und ist unter Zeitdruck, spielt meist schon am Handy oder checkt als Erstes die Mails.

Abends lässt man den Tag Revue passieren und Sorgen stellen sich ein. Man geht gestresst ins Bett, häufig mit den negativen Nachrichten im Gepäck und nimmt die Sorgen mit in den Schlaf.

Daher ist es schon fast ein MUSS, sich wieder mehr Zeit für sich zu nehmen, Me-Time, wie man so schön sagt, und sich mehr auf kleinere Ruheinseln begibt. Hierzu gehört auch, auf die innere Stimme zu hören, um wieder innere Ruhe und Balance zu finden. Genau hierbei unterstützt der Vagusnerv ganz wunderbar.

Er gibt neue Kraft, ausreichend Energie und die nötige Gelassenheit, die wir brauchen, um uns nach stressigen Phasen wieder in Balance zu bringen. Über einen langen Zeitraum nahm man an, dass er unbewusst agiert und auf sein Wirken kein Einfluss genommen werden kann. Neuste Forschungsergebnisse beweisen aber das Gegenteil: Es ist möglich, ihn durch verschiedene Aktionen anzuregen, auch wenn man ihn nicht direkt greifen kann, indem man beispielsweise meditiert oder verschiedene andere Entspannungstechniken ausübt.

Stress oder stressigen Situationen kann man nicht immer aus dem Weg gehen, was aber auch nicht unbedingt nötig ist. Wichtiger ist der Umgang mit diesen Situationen. Stress entsteht, wenn etwas Bedeutsames passiert, wenn ich unter Zeitdruck bin, wenn Konflikte entstehen, wenn ich in einer Krise bin oder Veränderungen anstehen, die neu für mich sind. Würde Stress im Leben nicht aufkommen, würde der Antrieb im Leben fehlen, denn Stress ist auch der Motor für jegliche Veränderung und häufig für unsere Motivation.

Doch wie schon häufig erwähnt: Es ist die Quantität ausschlaggebend – und jeder Mensch ist natürlich anders resilient und schlägt früher oder später Alarm als der Nachbar oder der Partner. Wir sind ja alle unterschiedlich. Dauerstress führt zu Überreaktion und Anspannungen, was vermieden werden sollte. Dann ist es Zeit, „runter" zu kommen und die eigene Balance wieder zu finden – mit Hilfe des Vagusnervs.

# *Erfüllung und Entspannung von A – Z*

## *Akzeptanz schulen und die eigenen Einstellungen ändern*

Die eigene Einstellung darf man selbstverständlich ändern. Etwas mehr in Frieden kommen mit den Dingen, die man nicht ändern kann. Natürlich muss man nicht alles akzeptieren, was in dem näheren Umfeld passiert und kann sich auch wehren oder sich über Unrecht empören. Jedoch ist es weitaus lohnenswerter, sich auf die eigene Denkweise und das eigene Handeln zu fokussieren. Dadurch wird nämlich der Vagusnerv aktiviert, nervende *„Energieräuber“* verlieren an Kraft und ein Wohlgefühl stellt sich ein.

## *Atmen*

Atmen ist essentiell – die richtige Atmung haben wir fast alle verlernt. Denn wir atmen meist viel zu flach statt in den Bauch.
Diese Bauchatmung, auch Zwerchfellatmung genannt, lernt man besten im Liegen, da man hier die Bewegung des Bauches am besten spüren kann.

Lege dich dafür auf den Rücken, sorge dafür, dass du einige Zeit ungestört bist oder übe abends oder morgens im Bett. Die Fußsohlen berühren die Unterlage, das heißt, du stellst die Beine auf. Lege dann beide Hände auf den Bauch. Spüre deinem Atem nach, spüre, wie der Bauch sich hebt und senkt bei jedem Atemzug und fühle, wie du mehr und mehr entspannst. Lasse den Atem natürlich in den Bauch fließen, atme bewusst in den Bauch hinein. Du kannst dies einige Minuten üben, bis es später ein Automatismus wird. Achte auch beim Gehen und Sitzen darauf, dass du in den Bauch atmest.

*Blockaden und Angst loslassen*

Viele Menschen leiden nicht nur unter negativen Gedanken, Sorgen, sondern auch unter akuten oder chronischen Ängsten, Angstzuständen bis hin zu Panikattacken.

Zunächst kann hier die bewusste Atmung helfen, schau dir bitte die entsprechenden Übungen im Buch an. Besonders die sogenannte Zwerchfellatmung ist hilfreich.

Man atmet in den Bauch, am besten übt es sich zunächst im Liegen. Nimm dir bewusst Zeit für dich selbst und beruhige dich. Auch die Übungen aus der Traumatherapie sind hilfreich, wenn es um eine akute Angst geht.

Lege deine Hände auf den Bauch und spüre, wie die Hände sich heben und senken, wie die Luft natürlich in den Körper hinfließt, dann wieder hinausfließt.

Um ruhiger zu werden, kannst du die Atemzüge auch zählen. Eins – einatmen, zähle bis 3, 4, 5 weiter, dann erst lässt du die Luft wieder hinaus. Zwischen einatmen und ausatmen wird ein kurzer Stopp gesetzt, für ca. 3 Sekunden, erst dann atme ich weiter ein oder aus. Du kannst in deinem eigenen Tempo mitzählen und in den Bauch hineinspüren, wie er sich absenkt und beim Einatmen wieder in die Höhe geht.

*Atmung und ruhiger werden:*

So kannst du den ganzen Körper im Liegen erspüren:

Atme entspannt und mit Leichtigkeit, lege die Hände auf den Bauch und fühle, wie sich der Bauch hebt und senkt.

Spüre deine Füße. Liegen sie auf der Unterlage? Fühle Fußsohlen, Zehen, Knöchel und gehe dann höher.

Die Waden, die Schenkel, die Knie – gehe bis zu den Oberschenkeln. Spüre Oberseiten und Unterseite der Beine. Rechtes Bein, linkes Bein.

Spüre in dein Becken, in deinen Popo. Wie sind die Bereiche deines Körpers zu spüren, was fällt dir auf?

Kannst du vielleicht den Atem hier einfließen lassen?

Amte so lange, bis alles Verkrampfen sich gelöst hat. Schau, ob du richtig locker liegen kannst und hier alles, was festhält, lösen kannst.

Gehe weiter hoch zum Bauch. Achte wieder auf die Atmung. Wie fließt sie?

Nun ist der Rücken dran. Wie liegt er auf der Unterlage, wie fühlen sich unterer Rücken und Lendenwirbel an?

Geh mal die Wirbelsäule hoch und spüre. Wie liegst du auf der Unterlage?

Spüre dann weiter deine Schulterblätter, die Schultern, sind sie angespannt? Dann lasse los.

Deine Arme und Hände wollen auch gespürt werden. Kannst du jeden einzelnen Finger spüren?

Lass dir bei allem Zeit, so viel du brauchst, bis du das Gefühl hast, du kannst deinen Körper ganz fühlen.

Auch vom Nacken gehe weiter hoch zum Kopf und spüre den Schädelansatz und wie dein Kopf auf dem Boden auffliegt. Hast du Schmerzen irgendwo?

Oder ist alles schön locker und entspannt? Atme, spüre deinen Atem und lasse beim Ausatmen los – entspanne dich.

Spüre auch dein Gesicht. Den Kiefer, die Kiefermuskulatur, deinen Mund, deine Wangen, deine Augen. Wie fühlen sich deine Augen an. Was ist mit deiner Stirn? Ist sie in krause Falten gezogen? Oder ist sie glatt und entspannt?

Stelle dir wieder vor, wie mit dem Ausatmen alle Anspannung von dir abfällt und wie alles weich und locker wird.

Zuletzt schau, ob du deinen ganzen Körper spüren kannst. Den Zustand der vollkommenen Bewusstheit. Genieße das Gefühl, einen so wundervollen Körper zu haben.

Atme bewusst ein und aus und dann komme langsam zurück ins Hier und Jetzt, indem du dich räkelst und streckst und langsam deine Augen wieder aufmachst.

*5-4-3-2-1-Übung*

1. Gehe in Ruhe umher. Es ist dabei nicht wichtig, ob du dich zuhause oder woanders befindest. Konzentriere dich dabei auf fünf Dinge, die sich direkt in deiner Nähe befinden und die du sehen kannst. Gehe diese Dinge im Kopf durch. Als Nächstes konzentrierst du dich auf fünf Dinge, die du hören kannst. Das kann der Fernseher, ein Auto, ein Vogel oder das Summen des Kühlschranks sein. Als Letztes fokussierst du dich auf Dinge, die du spüren kannst. Gehe alles in Gedanken durch.

2. Nun zähle innerlich vier Dinge auf, die du hören kannst und dann vier Dinge, die du spüren kannst.

3. Mache weiter, indem du drei Dinge in deiner Umgebung aufzählst, die du sehen kannst und dann Dinge, die du fühlen kannst.

4. Führe das Zählen nun mit zwei Dingen fort, die du sehen, dann die du hören und zum Schluss Dinge, die du spüren kannst.

5. Zum Schluss benennst du eine Sache, die du hören kannst, dann eine, die du fühlen kannst.

6. Spüre danach deine Umgebung mit geschlossenen Augen. So erdest du dich selbst und konzentrierst dich auf die Gegenwart.

### *Ätherische Öle*

Mit dieser Mischung lässt sich ein wundervolles Fußbad gegen Ängste machen.

*Du brauchst:*

- 3 Tropfen Rosenöl
- 1 TL Jojoba- oder Traubenkernöl

Gib bis auf einen kleinen Rest alles hinein. Lass die Füße 10 – 15 Minuten im Bad und trockne sie dann ab. Dann massiere die Füße mit dem restlichen Öl. Das Rosenöl hilft wunderbar gegen Panik und Depressionen und hüllt dich in eine wundervolle, beruhigende Duftwolke.

### *Freunden vertrauen und neue Energie tanken*

Gesellige Abende im Kreise von Freunden, ausgiebig erzählen oder Spiele spielen oder auch mal nur herumalbern und Spaß haben – auch diese Form der Unterhaltung aktiviert den Vagusnerv und schenkt neue Energie. Dafür sollte man sich immer wieder Zeit einplanen.

*Hier und Jetzt leben – Erfüllung finden*

Die Zufriedenheit der Menschen, das Gefühl von Ankommen, Heimat, Sicherheit, Gesundheit, das ist nicht in Zukunft zu finden, sondern ausschließlich im Hier und Jetzt. Logisch ist dies, wenn wir uns klar machen, dass unser Körper weder in der Zukunft noch in der Vergangenheit existiert. Unsere Körper erleben wir nur hier, jetzt, und nur hier und jetzt können wir aktiv für unseren Körper sorgen.

Jeder kann sich täglich etwas Besonderes gönnen, die Zeit bewusst genießen und kleine Auszeiten nehmen, damit neue Energie getankt werden kann. Empfängt der Vagusnerv derartige Signale, leitet er sie an den Körper weiter, um den Stressspiegel zu senken. Neue Kraft kann getankt werden, der Körper erholt sich.

*Konzentrationsprobleme und Kopfschmerzen*

Migräne und Kopfschmerzen oder Clusterkopfschmerzen sind natürlich unterschiedliche Arten des Kopfschmerzes. Die Vagusstimulation unterstützt dich bei allen Formen. Sinnvoll ist es natürlich, ein Tagebuch zu führen, in welchem du genau festhältst, was geschieht, was du isst und trinkst, wie viel du dich bewegst, welchen Stress du hattest, damit du herausfinden kannst, wann genau die Migräne oder der Kopfschmerz auftritt.

Vorbeugend kannst du dich regelmäßig selbst massieren. Die Ohren zu massieren, ist eine tolle, sehr hilfreiche Technik. Nimm die Ohren in die jeweilige Hand, du kannst bei den Ohrläppchen beginnen, die du zwischen Zeigefinger und Daumen massierst. Von unten gehst du weiter nach oben, massierst die komplette Ohrmuschel und kannst in kreisenden Bewegungen das ganze Ohr mehrmals rauf und runter massieren. Wohltuend ist auch das Kreisen auf den Augenbrauen, an den Schläfen oder im Nacken.

Solltest du unter Konzentrationsproblemen leiden, hilft eine kleine Meditation oder bewusstes Atmen, bevor du mit der Arbeit beginnst. Auch Über-Kreuz-Bewegungen, das kurze, mehrmalige Kreuzen der Beine, Überkreuz-Klopfen auf den Beinen (linke Hand auf rechtes Bein und umgekehrt), Heben der Arme über den Kopf, sind hilfreich, um eine bessere Konzentration zu erwirken.

Auch bei Konzentrationsproblemen kann die Aktivierung des Vagusnervs helfen. Im Praxisteil findest du hierfür geeignete Methoden wie zum Beispiel Meditationen oder auch autogenes Training. Viele Selbstmaßnahmen schärfen den Fokus und optimieren somit die Gedächtnisleistung.

*Liebe zu sich selbst und zu dem Partner aufleben lassen*

Liebkosungen aller Art und nach Belieben aktivieren ebenfalls den Vagusnerv. Durch den positiven Gefühlszustand wird ganz von allein Stress abgebaut. Man ist ganz bewusst bei sich selbst oder dem Partner und in vertrauter Harmonie mit der Seele. Ein Genuss, der viel häufiger Einzug im täglichen Leben halten sollte.

*3 superschöne ätherische Öle für die Selbstliebe sind Rose, Grapefruit und Lavendel. All die sanften Öle, die ausgleichend wirken, sind hier wunderbar. Nimm ein Öl, das dir am besten gefällt, denn die Öle machen ganz viel mit deinen Gefühlen.*

***Lies bitte erst die Übung, bevor du sie nach machst.***

**Übung:**

- Setze dich gemütlich hin und schau, dass dein Rücken gerade ist.

- Vielleicht nimmst du dir eine Decke dazu, zündest eine Kerze an und stellst ein Glas Wasser bereit oder einen leckeren Tee.

- Deine Augen sind geschlossen. Denke einmal zurück an eine Situation oder einen Moment, in dem es dir richtig gut ging. Du warst entspannt. Du hast dich wohlgefühlt. Du warst in deiner Mitte und in vollständiger Balance. Was war das für eine Situation?

- Geh einmal hinein in diesen Moment, genieße noch einmal das Gefühl der Entspannung, dass du damals hattest. Spüre deinen Körper. Spüre deine Schultern, deine Arme, deine Beine.

- Spüre in deine Atmung hinein. Atme entspannt ein und aus.

- Genieße diese innere Ruhe, die sich in dir breitmacht, wenn du dich richtig wohlfühlst.

- Wenn es dir richtig gut geht und du an dem Punkt bist, wo jede deiner Zellen spürt, wie viel Wohlgefühl in deinem Körper ist.

- Dann nimm dir das Lieblingsöl und rieche daran.

- Atme entspannt ein und aus, lass noch einmal das Gefühl des Wohlbefindens in deinem ganzen Körper sich ausbreiten und rieche noch einmal an dem Öl.

- Wenn du dich mit dem Duft und mit dem Gefühl verbunden hast, dann kannst du langsam deine Augen wieder öffnen.

- Jedes Mal, wenn es dir nicht gut geht, du gestresst bist, kannst du an dem Öl riechen und diese schönen Gefühle wieder hervorzaubern.

### *Müdigkeit und Erschöpfung*

Auch hier helfen Meditation, Yoga, Achtsamkeitsübungen – alles, was der Regeneration dient. Burnout und chronische Erschöpfung sind keine Seltenheit. Niemand muss sich dafür schämen und versuchen, die Symptome zu verstecken. Fehlende Konzentration oder auch Hyperaktivität, nicht mehr zur Ruhe kommen oder Depressionen können Symptome sein. Die Anforderungen an uns Menschen sind häufig sehr hoch und zu komplex, als dass wir alles gesund bewältigen könnten. Die Folge sind körperliche und psychische Symptome, die uns regelrecht aus dem Verkehr ziehen könnten, damit der Körper Ruhe bekommt.

Besonders ein ruhiger, tiefer Schlaf ist wichtig, wenn es um Erschöpfung geht. Im Schlaf erholt sich der Körper und der Vagusnerv unterstützt unsere Regeneration. Der Körper kann ohne diese regenerativen Phasen nicht die Energie wiederherstellen, die er für die volle Leistungsfähigkeit braucht. Alles, was den Schlaf unterstützt, ist also wichtig. Vor dem Schlafen kein Fernsehen oder negative Nachrichten, kein Handy vor dem Schlafen, vielleicht ein kurzer Spaziergang vorher, um abschalten zu können und auch regelmäßige Schlafzeiten helfen. Nicht zu schwere Mahlzeiten vor dem Zubettgehen unterstützen bzw. entlasten die Verdauung.

### *Sorgen und Probleme loslassen*

Kleine Sorgen entwickeln sich mit zunehmender Zeit, wenn sie nicht bearbeitet werden, zu immer größeren. Sie sollten losgelassen werden. Dies ist nur möglich, wenn wir in die Ruhe kommen und die Gedankenkreisel stoppen. Aber wie kann man die Sorgen und Probleme loswerden? Einerseits kann man gezielt ein Problem angehen und eine Lösungsstrategie erarbeiten, andererseits hilft es auch oft schon, wenn man sich einer lieben Person anvertraut und über seine Sorgen und Ängste spricht. Ein *„Stein fällt vom Herzen“* und das Gefühl von Leichtigkeit breitet sich aus und Selbstbewusstsein und Motivation kehren zurück.

### *Verdauung*

Ein schwieriger Part – die Ernährung, denn schöne Mahlzeiten haben für uns oft mit Geselligkeit und Entspannung zu tun, mit Genuss. Leider oft auf Kosten der Gesundheit. Der Vagusnerv wird gut unterstützt, wenn wir auf unsere Ernährung gut achtgeben, wenn sie ausgewogen ist und gesund, das heißt ungesättigte Fettsäuren: Sie sind in Nüssen, Avocados und pflanzlichen Ölen wie Olivenöl (z. B. Omega-9) und sind wichtig für die Vitaminaufnahme im Körper.

Weiterhin gesunde Proteine, komplexe Kohlenhydrate – möglicherweise ist die ketogene Ernährung für dich richtig oder auch ein Intervallfasten. Natürlich auch hier wieder **Massagen, Meditationen oder Yoga-Einheiten**, die dir helfen, die Verdauung gesund zu halten. Du findest im Praxis-Teil Übungen, die dir helfen.

### Verstimmungen und Depressionen

Hormonschwankungen, die kalte, dunkle Jahreszeit, Schmerzen ... es gibt viele Gründe für Verstimmungen. Mit ätherischen Ölen und/oder Massagen kann man sich hier gut helfen. Die folgende Mischung bringt dich in Schwung, lindert Depressionen.

Du brauchst:

- 1 Tropfen Zitronenöl
- 1 Tropfen Kamille
- 2 Tropfen Teebaumöl
- 1 TL Jojobaöl

In einem Schüsselchen vermengen und damit Arme und Beine massieren.

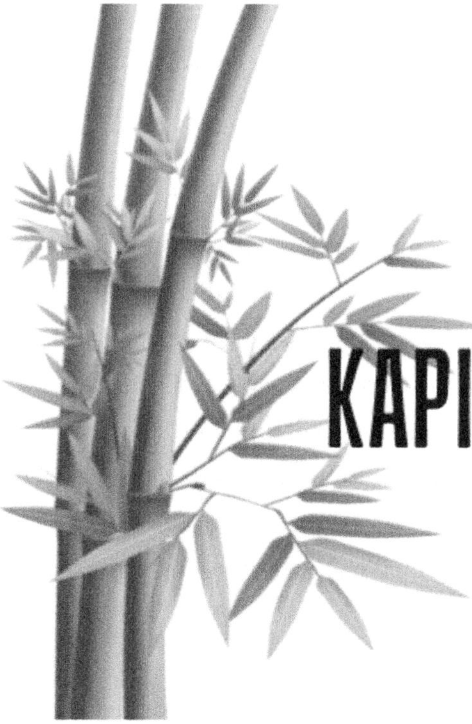

# KAPITEL 8

# 14 knackige, praktische Übungen für den Alltag

Mittlerweile wurde ausreichend dargelegt, wie wichtig der Vagusnerv ist, um die Selbstheilungskräfte und Regenerationskräfte zu stärken. Gerade gegen Stress, privat und im Beruf, ist es wichtig, ein Gegengewicht zu bilden, um dem Körper die Chance zu geben, sich angemessen zu erholen, und zwar nachhaltig. Der Vagusnerv hat eine große Bedeutung für uns Menschen und es ist wichtig, ihn auf die richtige Art und Weise zu stärken und ihm Impulse zu geben, damit er uns unterstützen kann.

**Zusammenfassend noch einmal die wichtigsten Verbesserungen mit der Stimulation des Vagus:**

- Anregen der Verdauung und Magen-Darm-Passage
- Schmerzen können gelindert werden
- Blutdruck-senkend und Regulation der Herzfrequenz
- Anregen der Selbstheilungskräfte
- Stärkung der Immunabwehr
- Verbesserung der tiefen Atmung
- Die Herzfrequenz regulieren und den Blutdruck senken

*1. Atemtechnik*

Entspannt und gemütlich in einem ruhigen Zimmer hinsetzen. **Ruhig einatmen und wesentlich langsamer und bewusster ausatmen.** Dies geht am besten, wenn man beim Ausatmen weich und leise vor sich her summt. Durch das Summen zittert der Kehlkopf leicht und der Vagusnerv wird angeregt. Ein angenehm entspanntes Gefühl stellt sich ein und jegliche Gespanntheit ist verschwunden.

Konzentriert man sich beim Einatmen auf ein Mantra, ein Lied oder Bild und sagt es sich immer wieder vor, stellt sich mit der Zeit ein Glücksgefühl ein.

Eine andere Methodik ist die **langsame und tiefe Atmung**, mit der man den Vagus sehr simpel anregen kann. Diese Art vermindert depressive Stimmungszustände und Ängste und hebt die Betriebsamkeit des parasympathischen Nervensystems, da der Vagus angeregt wird.

In der Regel werden 10 bis 15 Atemzüge pro Minute getätigt. Damit Stress abgebaut wird, sind 6 bis 7 Atemzüge pro Minute optimal, denn so gelingt es einem gelassen zu werden. Die Atemzüge sollten hierbei tief in den Bauchraum reichen. Bei der Zwerchfellatmung dehnt sich die Bauchdecke leicht nach außen. Dabei sollte man darauf achten, dass die Ausatmung lang und langsam erfolgt. Denn das ist bedeutsam für die Aktivierung des Vagusnervs.

*2. Summen und Singen versus Stress*

Der Vagusnerv ist mit den Stimmbändern und Muskeln des hinteren Teils des Kehlkopfes verbunden. Durch Gesang, leises Vor-sich-hin-Summen wird eben diese Muskelgruppen aktiviert und somit auch der Vagusnerv stimuliert. Stress wird abgebaut. Das erhöht die Herzfrequenz und die vagale Spannung.

### *3. Akupunktur für den Vagusnerv*

Die Akupunktur ist eine zusätzliche Möglichkeit, den Vagusnerv zu stimulieren. Hierfür eignet sich hervorragend die Ohrakupunktur, bei der nur die Ohren genadelt werden. Gerade wenn Medikamente, beispielsweise Antidepressiva, abgesetzt werden, unterstützt die Akupunktur den Körper.

Forschungen haben ergeben, dass die Ohrakupunktur den Vagusnerv stimuliert, die Betriebsamkeit des Vagus erhöht und somit die Spannung gehalten wird. Weiterhin können dadurch auch eine Reihe von nervlichen Erkrankungen im Gehirn behandelt werden. Die Ohrakupunktur ist mit die effektivste Behandlungsmöglichkeit.

### *4. Yoga und Tai-Chi, das hat der Vagusnerv gern*

Tai-Chi und Yoga sind zwei Entspannungstechniken für Geist und Körper, die den Vagusnerv anregen und die Regsamkeit des parasympathischen Nervensystems erhöhen.
Durchgeführte Studien haben ergeben, dass durch Yoga der ausgleichende Neurotransmitter „GABA", der sich im Gehirn befindet, erhöht wird. Die Forschung geht davon aus, dass er beruhigend einwirkt, während er die Spannung des Vagus hält. Dadurch werden die Aktivitäten im parasympathischen System erhöht.

Vor allem Menschen mit depressiver Verstimmung und Ängsten sollten Yoga für sich entdecken. Sie können dadurch Entspannungszustände erreichen und sich leichter fühlen. Auf diese Methoden gehe ich später noch genauer ein.

### *5. Meditation und Neurofeedback*

Es ist bewiesen, dass Meditation die Spannung des Vagus steigert, positive Gefühle begünstigt und selbst die eigene Eigenverantwortlichkeit hebt. Weitere Studien haben herausbekommen, dass die Meditation den Flucht- und Kampfreflex herabsetzt. Durch das „Om"-Singen während der Meditation wird der Vagus stimuliert.

Unter der „Neurofeedback-Methode" versteht man ein computergestütztes Training, bei dem die Patienten unterschiedliche Einflussgrößen der eigenen Gehirntätigkeit, für die man im Normalfall kein Bewusstsein hat, wahrnehmbar gemacht werden. Hierfür wird dem Gehirn mithilfe eines Monitors und Lautsprecher vorgehalten, was es gerade macht: Feedback.

Aufgrund der Rückäußerung sind die Patienten besser in der Lage, die Gehirnaktivität zu steuern. Eine Vielzahl von Krankheiten, Dysfunktionen und unbeabsichtigte Verhaltensweisen können auf falsche Regulationen der Gehirntätigkeit zurückgeführt werden. Mit dieser Methode können Menschen lernen, diese Fehlsteuerung passender zu kompensieren und mehr Funktionsfähigkeit zu erlangen.

Leider ist dies ein Training, das erst mal anfänglich von einem Arzt begleitet werden muss, später können die Patienten dies auch von zu Hause ausüben. Eine klassische Anleitung für Meditation findest du am Ende des letzten Kapitels.

### *6. Sport ist gut für den Vagusnerv*

Auch Sport kann den Vagusnerv anregen. Das erklärt, warum Sport sich so positiv auf die Gesundheit und Psyche auswirkt. Die meisten Experten im medizinischen Bereich befürworten sportliche Aktivitäten an erster Stelle, sobald es sich um die neurologische oder psychische Gesundheit handelt. Sportarten wie Joggen, Walken, Schwimmen oder Sportarten mit Bällen fördern die Koordination der Gliedmaßen und wirken auf das Zusammenspiel zwischen Muskeln und Nerven ein. Eine gute Stimulation.

### *7. Freunde treffen und ausgelassen sein*

Ein gesundes, soziales Umfeld lässt Glücksgefühle aufsteigen, was wiederum den Vagusnerv freut, da er dann aktiv ist. Lachen ist gut für die Emotionen und steigert neben der Laune auch die Herzfrequenz. Anders herum kann auch die erhöhte Vagusstimulation häufig zu lauten Lachern als schönen Nebeneffekt führen. Daher sollten Menschen jede Möglichkeit nutzen, um mit Gleichgesinnten schöne Abende oder Tage zu verbringen.

### *8. Intervallfasten*

Die gesundheitlichen Vorzüge des Intervallfastens sind unbestritten. Es hilft nicht nur Pfunde zu verlieren, sondern es kann auch die Zunahme des Wachstumshormons im Gehirn anspornen. Die Mitochondrien werden in ihrer Funktion unterstützt und Dysfunktionen des Gehirns oder der Verlust kognitiver Aufgaben können vorgebeugt werden.

Durch das Fasten in Intervallen und die damit einhergehende Minimierung der Kalorien verbessert sich die Herzfrequenzvariabilität und ist somit ein Hinweis auf die Tätigkeit im parasympathischen Nervensystem und auch wieder der gesteigerten Aktivität des Vagusnervs.

Wer mit dem Intervallfasten beginnen möchte, sollte nach 18 Uhr abends keine Mahlzeit mehr zu sich nehmen und erst wieder am nächsten Tag mit dem Frühstück die „Fastenzeit“ unterbrechen. Damit ist ein Zeitraum von 12 bis 14 Stunden eingehalten, an denen der Körper kein Essen bekommt. Das Zeitfenster kann nach Belieben ausgeweitet werden. Jedoch sollte ein Arzt den gesundheitlichen Zustand überwachen.

### *9. Kältebehandlungen für die Stimulation des Nervs*

Behandlungen mit Kälte treiben den Vagusnerv an. Setzt man sich in regelmäßigen Abständen kalten Temperaturen aus, wird der „sympathische Flucht- und Kampfreflex“ gehemmt und im Gegenzug das parasympathische Aktivitätsniveau hoch gesetzt.

Wechselduschen von heiß zu kalt oder auch nur kurze kalte Duschen sind gängige Methoden. Wer möchte, kann auch bei niedrigeren Temperaturen mal nur im T-Shirt raus gehen.

### *10. Nackenmassage*

Zusammen mit der Halsschlagader verläuft der Vagusnerv seitlich am Hals hinab in den Bauchraum. Massiert man nun mit leichtem Druck den Bereich, wo der Puls gemessen wird, erreicht man dadurch die Stimulation des Vagusnervs. Auch über eine Fußmassage kann dieser Effekt erreicht werden.

### *11. Zink für die Stimmung*

Zink ist ein Mineral, das grundlegend wichtig ist für die psychische Gesundheit. Gerade dann, wenn anhaltende Angstzustände oder Depressionen vorherrschen. Zink ist in der Lage, den Vagusnerv zu stimulieren. Schätzungsweise leiden circa 2 Milliarden Menschen an einem Mangel an Zink. Medizinische Studien belegen, dass ein Zinkmangel die

Gehirntätigkeit bei Erwachsenen und auch Kindern negativ verändern kann.

Die besten Zinklieferanten sind Rindfleisch, Kürbis- und Cashewkerne, Austern, Spinat und Pilze. Auch Zinkpräparate aus der Apotheke oder Drogeriemärkten können einen Mangel kurzfristig auffüllen.

### *12. Gurgeln*

Auch das Gurgeln hilft gegen Stress. Nimm einfach etwas Wasser in den Mund und beuge deinen Kopf le icht nach hinten. Dann kannst du beginnen, langsam zu gurgeln. Hast du schon einmal probiert, dabei eine Melodie zu summen? Jetzt ist der richtige Zeitpunkt dafür ... wiederhole dies gern täglich.

### *13. Schütteln*

Schütteln eignet sich, wenn du dich so über Gefühle aufregst, dass du nicht stillsitzen kannst.

Schüttele dich, indem du dich hüftbreit hinstellst. Es sollte genügend Platz um dich herum sein, sodass du auch die Arme werfen kannst. Am besten stehst du barfuß oder auf einem rutschfesten Untergrund.

Beginne langsam, indem du mit lockeren Knien beginnst, die Arme, den Po, den Oberkörper auszulockern. Du schüttelst dann den ganzen Körper aus, bis in die Hände und Füße.

Dies ist eine tolle Möglichkeit, Gefühle loszulassen. Trauer, vor allem Wut, Verzweiflung, schüttele dich richtig durch, um die Gefühle zu spüren und zu lösen.

Diese Gefühle lösen Stress aus, der sich am besten durch Bewegung herauslösen lässt. Schüttele wirklich von oben bis unten durch, vor allem im Becken. Du darfst dich bewegen, tanzen, hüpfen.

Das Gefühl darf aus jeder Pore, aus jeder Zelle herausgeschüttelt werden. Wer ganz mutig ist, macht dazu Geräusche und stellt sich bei jedem Ausatmen vor, wie etwas mehr davon den Körper verlässt.

*14. Bewegung*

Durch Bewegung wird der Vagusnerv auch positiv beeinflusst. Die Sportart ist egal – es nur wichtig, sich regelmäßig zu bewegen, moderate Bewegung genügt schon. Fahrrad statt Auto, Treppen statt Fahrstuhl, meist lässt sich durch kleine Veränderungen eine große Wirkung erzielen.

Ein kleiner Spaziergang abends um den Block an der frischen Luft oder Ähnliches sind absolut positiv, auch für den gesunden Schlaf. Bitte vielleicht einen Freund oder eine Freundin mit dir zu gehen, damit du die Motivation dazu findest.

## *Klassische Homöopathie, strukturierte Lebensberatung und Selbsthilfeübungen können unterstützen.*

Damit eine vorliegende Dysbalance im Vegetativum und den körperlichen Funktionen wieder ausgeglichen wird, erfordert dies normalerweise mittelfristige Maßnahmen. Durch die Unterstützung der **klassischen Homöopathie** und nach Belieben mit einer gleichzeitigen, professionellen psychischen Beratung kann nach einiger Zeit eine Verbesserung einsetzen. Achtsamkeit und auf sein Körpergefühl hören ist ebenfalls ein maßgeblicher Punkt zur Verstärkung der Selbstheilungskräfte.

In regelmäßigen Abständen sollte das Leben auf den „Prüfstand" gestellt werden. Nur wer vergleichsweise achtsam und besonnen denkt, sein Handeln darauf aufbaut und auch danach lebt, für sich gewinnbringende Dinge macht, derjenige wird auch in seinem inneren Gleichgewicht bleiben. Diese Lebensweise verhindert ständige Einseitigkeiten und in Folge dessen Erkrankungen, die auf das Nervensystem schlagen.

Entspannende und beruhigend wirkende Übungen, wie beispielsweise **autogenes Training, Meditation, Yoga, Tai-Chi und Atemübungen** sind besonders gute Hilfestellungen zur Selbsthilfe. Sie dienen der Schulung der körperlichen und geistigen Empfindungen.

# Autogenes Training

***Achtung:***

AT ist nicht so gut geeignet, wenn du nicht gesund sein solltest, also zum Beispiel psychische Erkrankungen hast. **Sprich dann bitte auf jeden Fall mit deinem Arzt** – es geht hier um Depressionen, Ängste, Panikattacken und Ähnliches, vor allem auch, wenn du Medikamente nimmst. Dein Arzt kann dich hier gut beraten, was für dich das Richtige ist.

Auch empfehle ich für **Einsteiger**, einen Kurs zu machen, denn unter Anleitung lassen sich die Techniken viel leichter erlernen. Du kannst dann gut mit den Übungen im Buch weitermachen. Natürlich kannst du auch als Autodidakt starten, doch bist du in einer Gruppe eventuell motivierter und findest leichter in eine Routine.

Wachsende Anforderungen bringen häufig ein Ungleichgewicht mit sich, das sich physisch und psychisch äußern kann. Diese Methode kann dich unterstützen, selbstständig wieder zu Gelassenheit und Ruhe zu finden, und deine Körperwahrnehmung wird zudem gefördert, doch richtet sich das Training an den gesunden Menschen bzw. bei körperlichen oder starken seelischen Problemen sollte der Arzt sein Okay geben.

## *Was ist „autogenes Training“?*

Das „autogene Training“ (AT) ist eine wissenschaftlich anerkannte Entspannungsmethode. 1932 schon wurde sie von J. H. Schultz, einem Neurologen, praktiziert. Sein Buch dazu heißt *„Das autogene Training“.* Seine bahnbrechende Entdeckung, dass jeder Mensch mit Hilfe seiner eigenen Vorstellungskraft in eine tiefe Entspannung gelangen kann, ließ ihn hier weiter forschen. Diese Methode wurde im Laufe des 20. Jahrhunderts auf Grund neuer Erkenntnisse erweitert. Viele wissenschaftliche Studien zeigen, wie effektiv AT ist.

*„Autogen“* ist griechisch und heißt: selbsttätig und aus eigener Kraft.
Wenn du zu Hause regelmäßig die Übungen machst, wirst du bald in der Lage sein, die Entspannung zu Hause und im Alltag einzuleiten.

Im Folgenden nenne ich das autogene Training „AT“. Das AT besteht aus mehreren Teilen, die immer den gleichen Ablauf haben. Lediglich der Inhalt, also der Fokus auf ein Körperteil oder ein Organ, verändert sich, im Laufe des Kapitels erfährst du mehr. Man könnte es auch mit einer Selbsthypnose vergleichen, die sich positiv auf körperliche, vegetative Funktionen (wie z. B. Durchblutung, Pulsschlag, Atmung) auswirkt. Du arbeitest hier nicht aktiv mit der Muskulatur wie bei der progressiven Muskelentspannung, sondern konzentrierst dich auf die Ruhe und die Entspannung.

## *Wirkungsweisen*

Körper und Seele werde in ein Gleichgewicht gebracht. Ein gelassener, besserer Umgang mit äußeren Belastungen und Anforderungen im Berufsleben oder Familienalltag kann so gefördert werden. Stressoren der heutigen Zeit können Schlafstörungen, Kopfschmerzen oder Nervosität hervorrufen. Hier kann das AT als hilfreiche und lindernde Entspannungstechnik eingesetzt werden. Mit Hilfe der Methode AT kannst du einen Entspannungszustand erlangen, der dich für suggestive Selbstbeeinflussung besonders sensibilisiert. Die Möglichkeit der *„formelhaften Vorsatzbildung"* unterstützt dich hier ganz besonders, vor allem bei der Entspannung. Du wirst hier Anleitungen für diese Vorsätze bekommen. Weitere generelle Wirkungsweisen sind:

- Abbau von Ängsten
- Verbesserung der Belastbarkeit und Leistungsfähigkeit
- Stärkung des Immunsystems
- Steigerung der Konzentrationsfähigkeit
- Erleben von innerer Ruhe und Erholung
- Erleben von Gelassenheit
- Förderung der Körperwahrnehmung
- Förderung der Selbstwahrnehmung
- Verbesserung von Heilungsprozessen

## *Vorbereitende Übungen*

Das Einfinden in die jeweiligen Übungen könnte dir am Anfang eines Trainings Probleme bereiten. Daher möchte ich dir empfehlen, dich kurz auf das AT vorzubereiten – das muss nicht lang dauern, doch eine kleine Einstimmung hilft dir, dich besser zu konzentrieren. Vorbereitende Übungen helfen, einen wirkungsvollen Zugang zu den Übungen zu erlangen. Ich möchte dir empfehlen, **vor jeder Übungsstunde** eine vorbereitende Übung zu machen – so kann auf die AT-Übung übergeleitet werden, ohne dass Hindernisse überbrückt werden müssten wie Nervosität, das Denken an die Einkaufsliste oder Ähnliches. Überlege dir auch im Vorfeld, welche der Haltungen / Positionen für dich am günstigsten ist, um zu üben. Diese **vorbereitenden Übungen** sind z. B. **Fühlübungen, Bewegungen wie Recken und Strecken, kleine Fantasiereisen**. Ich mag besonders die einfache Lockerung des Körpers: Du kannst einfach im Stehen deine Arme recken und strecken, die Beine ausschütteln, den Körper dehnen, dich etwas im Raum bewegen und deine Gedanken zur Ruhe kommen lassen.

**Wenn du schlecht in den Körper hineinfindest, kannst du einen Körperscan machen:**
Schließe deine Augen im Sitzen oder Liegen, richte dich gedanklich auf deine Füße aus und dann gehst du den Körper in Gedanken hinauf. Scanne ihn richtig durch. Dabei helfen dir Sätze wie: *„Ich nehme mich als Ganzes und vollkommen wahr.", „Ich spüre meine Füße ganz deutlich.", „Ich spüre jetzt meine Waden."* Und so weiter. Fühle dich durch den ganzen Körper bis ganz nach oben. *„Mein Kiefer ist ganz locker und entspannt.", „Mein Gesicht ist entspannt.", „Mein ganzer Körper ist entspannt."*

## *Übungsdauer*

Regelmäßigkeit ist ganz wichtig, um nachhaltig etwas von den Übungen zu haben. In Gruppen wird unter Anleitung eines Trainers meist 6 – 10 Wochen praktiziert. Wenn du es selbst erlernen möchtest, brauchst du viel Disziplin, doch du hast die Möglichkeit, deine Übungszeit als auch die Dauer recht frei zu wählen. Kurse sind meist am Abend, wenn viele von uns schon auf die Schlafenszeit eingestellt sind, auch ein möglicherweise lästiger Weg fällt dann weg, der uns wieder in Stress versetzen könnte.

Ob du täglich oder zweimal in der Woche übst – **wichtig ist, es regelmäßig auszuüben**. Mach es so, wie es für dich am besten ist.

Wichtig ist, die jeweiligen Sätze oder Affirmationen, die ich dir später vorstelle, mit genügend Wiederholungen zu sagen.

**6 Wiederholungen pro Formel** werden empfohlen, wenn die Formel neu ist – **die anderen Formeln in der Übungssitzung werden 2- oder 1-mal wiederholt**, sieh dir bitte die Beispiele unter den jeweiligen Wochen an. Denn dann wird eher deutlich, wie eine Übungssitzung aussehen könnte. Du kannst die Formeln, also die Sätze, jederzeit so für dich verändern, sodass sie sich für dich richtig anhören.

## *Äußere und innere Haltungen*

Es gibt verschiedene traditionelle Haltungen im AT, die ich dir hier vorstellen möchte. Du suchst die Haltung, die für dich am bequemsten ist, um die Übungen durchzuführen. Keine ist besser oder schlechter als die andere, die Körperhaltung ist gar nicht so ausschlaggebend.

**Wichtig ist auch die innere Haltung:** Werde nicht zu schnell ungeduldig, denn vielleicht dauert es ein paar Tage oder Wochen, bis die Übungen ihre Wirkung zeigen. Wie bei allem macht die Übung den Meister. Fortschritte oder die Fähigkeit zu entspannen, stellen sich oft erst nach einiger Zeit ein, auch abhängig davon, wie gestresst du bist.

Mache am besten auch diszipliniert die Vorübungen, damit du richtig in die Übungen hineinkommen kannst. Wie gesagt: Gerade zu Beginn kann es etwas dauern, bis du richtig zur Ruhe kommen kannst. Bleib dann einfach dran und lasse dich nicht so schnell entmutigen. Plane auch genügend Zeit ein, denn die Übungen sollten in aller Ruhe gemacht werden können.

Hast du weniger Zeit als 1 Stunde, dann sind alternative Übungen wie eine kleine Meditation hier hilfreicher.

## Üben im Liegen

- Nimm dir eine (warme) Unterlage, 2 Kissen und eventuell auch eine Decke und lege dich bequem mit ausgestreckten Beinen auf die Unterlage auf den Boden.
- Ein Kissen kommt unter deine Knie, eines unter den Nacken.
- Deine Hände liegen lang neben deinem Körper, wobei die Handinnenfläche nach unten zeigt.
- Lass die Füße etwas nach außen kippen und entspanne deine Muskulatur, du darfst jetzt zur Ruhe kommen.

## Üben mit der Droschkenkutscher-Haltung

- Setze dich bitte auf die Kante vorn auf einen Stuhl.
- Beuge deinen Oberkörper so weit nach vorne, dass du deine Ellenbogen auf den Oberschenkeln aufstützen kannst.
- Deine Hände hängen ganz locker innen an den Oberschenkeln herunter.
- Neige deinen Kopf nach unten, sodass der Körper ganz ruhig werden kann.

## Üben in der Stuhlhaltung

Hier brauchst du einen Sessel mit Armlehnen.
Setze dich gemütlich, lass die Arme auf den Lehnen liegen.
Deine Beine stehen hüftbreit auf dem Boden.
Lege den Kopf entspannt zurück und entspanne deinen ganzen Körper, setze dich so, dass es bequem ist.

**Üben im Büro – die Schreibtisch-Haltung**

- Passt auch im Büro in der Pause.
- Du sitzt auf dem Bürostuhl mit einem langen Rücken.
- Deine Füße stehen locker nebeneinander auf dem Boden.
- Lege deine Arme auf dem Schreibtisch ab.
- Deine Ellenbogen legst du Richtung Tischkante ab, die Handinnenflächen zeigen nach oben.

Keine der Haltungen ist richtig oder falsch. Variiere die Positionen, um herauszufinden, was am besten zu dir passt. Vielleicht nutzt du die Haltungen auch je nach Tagesform, im Liegen bietet sich natürlich abends im Bett zum Einschlafen an, und auch das Praktizieren im Büro kann einen stressigen Alltag verbessern.

## *Durchführung von autogenem Training*

Im AT gibt es **6 unterschiedliche Grundübungen oder Phasen**, die du in deiner bevorzugten Haltung machst, denn das AT wird in bestimmten Körperhaltungen ausgeführt, die ich oben beschrieben habe.

Anders als bei der Meditation liegst oder sitzt du in einer ganz bestimmten Haltung, meist in der „Droschkenkutscher-Haltung", auf die ich oben schon näher eingegangen bin. Es ist wichtig, dass du diese **6 Phasen wirklich erlernst** und sie eigenständig ausüben kannst. Vor allem wenn du danach mit den fortgeschrittenen Übungen weitermachen möchtest, solltest du hier dein Fundament beherrschen. **3 Monate mit regelmäßigen Übungen** sollten der fortgeschrittenen Phase (Mittelstufe) vorausgehen.

Jede Übung wird immer mit der sogenannten ***„Ruheformel"*** begonnen, welche wie folgt lautete: *„Ich bin ganz ruhig, ruhig und entspannt. Meine Gedanken kommen und gehen."* Dann, nach dieser Einleitung durch die *„Ruheformel"* beginnst du, in eine der 6 Stufen einzusteigen, die ich dir hier vorstelle.

Normalerweise spricht der **Lehrer die Formeln, hier sprichst du sie selbst** oder nimmst sie dir auf einem Tonträger oder dem Smartphone auf. Du wiederholst die Sätze, leise, und verinnerlichst sie. Du kannst die Formeln oder Sätze so verändern, dass sie gut zu dir passen, sie müssen aber in jedem Fall positiv sein. Es geht immer darum, dass du mit deiner Vorstellung arbeitest.

**Rechtshänder beginnen mit der rechten Körperhälfte**, Linkshänder mit der linken. Jede Übung sollte mindestens **2 Minuten** dauern – wobei jede **Übung mindestens 2-6-mal wiederholt** werden sollte. Du brauchst mindestens **20 Minuten für die 6 Grundübungen**. Danach beendest du immer den entspannten Zustand mit der sogenannten Rücknahme.

**Was sind die Stufen:**

Es werden **bestimmte Formeln** gesagt, während du liegst oder sitzt, bzw. hier sagst du sie dir selbst oder sprichst sie dir zum Beispiel auf dein Handy auf, um sie dann anhören zu können. Es sind Formeln wie *„Ich bin vollkommen ruhig“* oder *„Der rechte Arm ist ganz warm“*, mit denen du deine Vorstellung und Gedanken fokussierst. Durch die häufigen Wiederholungen stellt sich die Entspannung ein. Es braucht regelmäßige Übung, bis der Entspannungszustand dann automatisch eingeleitet wird.

Es gibt übrigens **mehrere Stufen – eine Unterstufe**, die erste Phase, und eine **Mittelstufe oder Oberstufe,** dies ist die nächste Phase für Fortgeschrittene im AT.

In der **ersten Phase** beeinflusst man eher die **körperlichen Vorgänge**, in der **zweiten und dritten Phase,** die man auch Oberstufe nennt, geht es um die **Persönlichkeitsentwicklung**, die man am besten mit einem Therapeuten angeht. Um die Wach-Traum-Technik wird es in diesem Buch nicht gehen. Die Reihenfolge im AT ist immer die gleiche, nur die Inhalte verändern sich.

# *Ablauf der Phasen bzw. Übungen des ATs*

## *Ablauf einer Sitzung*

- Vorbereitende Übung
- Ruheformel
- Die Phasen / Übungen mit ihren Wiederholungen der Formeln
- Ausleitung/Zurückkommen

**Folgende Übungen, die zu den Grundübungen** zählen, werden im AT durchgeführt, und zwar geht man hier der Reihe nach vor, das bedeutet, dass du in jeder Sitzung oder Stunde dir eine Übung vornimmst.

**Ausgangspunkt:** Du suchst dir zum Üben einen ruhigen, ungestörten Ort für dich alleine. Es ist egal, in welcher Position, ob du sitzend oder liegend, das autogene Training durchführen willst. Du kannst dich auf ein bequemes Sofa, einen bequemen Stuhl oder Sessel setzten oder legen. Lege deine Arme neben deinen Körper oder auf die Armlehnen. Wichtig ist auch, dass sich deine Beine nicht berühren.

**Wichtig:** Du beginnst in der ersten Woche mit der Ruheformel und jede Woche kommt dann eine weitere Formel dazu!

1. **Stufe: Schwereübung**

   Du gehst hier von einem Körperteil aus und lernst, eine Vorstellung von Schwere in dem Teil zu lernen, also der Arm zum Beispiel fühlt sich dann tatsächlich schwer an. Diese Schwere erstreckt sich dann auf deinen ganzen Körper und hilft dir, dich zu beruhigen. Die Übungsformeln findest du weiter unten, z. B. **„Mein rechter Arm ist nun schwer."** Mache bitte immer auch die Ausleitung, damit du danach nicht benommen bist – außer du möchtest danach einschlafen.

2. **Stufe: Wärmeübung**

   Nun geht es nicht um das Gewicht, sondern um Wärme – **„Mein rechter Arm ist nun ganz warm."** Wieder geht es erst um ein Körperteil und dann um den gesamten Körper. Die Blutgefäße erweitern sich durch die Wärme und du beruhigst dich.

3. **Stufe: Herzübung**

   Hier beruhigen wir den Herzschlag. Du konzentrierst dich mit der Formel **„Mein Herz schlägt ganz ruhig und gleichmäßig"** auf dein Herz. Leidest du unter Ängsten? Dann ist diese Übung mit Vorsicht zu genießen – vor allem wenn du sie allein machst. Zur Vorsicht kannst du auch *Puls* statt *Herz* sagen, eventuell verzichte lieber auf diese Übung.

4. **Stufe: Atemübung**

   Dein Atem wird ruhig und ausgeglichen, indem du mit dieser oder einer ähnlichen Formel arbeitest: **„Meine Atmung ist nun ganz ruhig."**

5. **Stufe: Sonnengeflechtsübung**

Hier denkst du an deine Verdauungsorgane, die sich durch die Übung harmonisieren. Als Übungsformel bietet sich an: **„Mein Sonnengeflecht ist strömend warm.“** Du kannst dir auch Sonnenstrahlen vorstellen, die dir auf den Bauch scheinen.

6. **Stufe: Kopfübung**

Hier wird der Kopf kühl und klar durch deine Vorstellungskraft. Eine mögliche Übungsformel lautet: „**Meine Stirn ist angenehm kühl.**“ Diese Übung ist hilfreich, wenn du oft Kopfweh hast oder viel am Computer arbeiten musst. Diese Übung ist eher nicht zum Einschlafen geeignet.

## *Trainingsablauf in Wochen – Dein Plan*

### 1. *Woche: Ruheformel*

Durch die sogenannte Ruheformel wird jede AT-Übung eingeleitet und begleitet.

Sie hilft, das Alltagsgeschehen in den Hintergrund treten zu lassen, die Aufmerksamkeit nach innen zu richten. Sie dient als Begleitung, um die Ruhe, die bereits spürbar ist, noch zu verstärken. Du kannst sie eine ganze erste Woche als Vorbereitung ausführen, sie wird jedes Mal vor den anderen Übungen ausgeführt.

Ich gebe dir hier Beispiele für die Ruheformel:

- „Ich bin ganz ruhig“ oder
- „Ich bin vollkommen ruhig“
- „Ich bin vollkommen ruhig und gelassen“
- Zurücknahme

Eventuell findest du eine persönliche Ruheformel, die besser für dich passt.

## 2. *Woche: Schwere-Übung*

Denke daran: Jede Woche kommt eine Formel dazu, sodass du am Ende jede Formel mit in die Übungen eingebaut hast.

- Konzentriere dich auf deinen starken Arm.
- Schließe die Augen und werde ruhig.
- Lasse den Arm schwer werden, indem du dir sagst: **„(Rechter) Arm schwer.“** Sage es ruhig laut vor dich hin.
- Nun kannst du dich langsam auf den anderen Arm konzentrieren, damit auch dieser schwerer wird.
- Sage dir den Satz nun auch *bei den Beinen* und allen anderen Körperteilen.
- Nimm dir Zeit, um dem Körper nachzuspüren.
- Vergiss am Ende die Ausleitung nicht, die Zurücknahme.

Beispiel:

- Ruheformel 2x („Ich bin ganz ruhig“)
- Schwereformel 6x („Mein rechter Arm ganz schwer, schwer.“)
- Ruheformel 2x („Ich bin ganz ruhig“)
- Zurücknahme

## 3. *Woche: Wärme-Übung*

- Komme in deine bequeme Position und schließe die Augen.
- Nun konzentriere dich auf den Arm, der dein starker Arm ist.
- Der Atem beruhigt sich.
- Der Satz „Mein rechter Arm wird warm“. Wiederhole den Satz 6x, konzentriere dich dann auch auf den anderen Arm und später auf die Füße.
- Beende wieder mit der Rücknahme

Beispiel:

- Ruheformel 2x („Ich bin ganz ruhig“)
- Schwereformel 6x („Mein rechter Arm ganz schwer, schwer.“)
- Ruheformel 1x („Ich bin ganz ruhig“)
- Wärmeformel 6x („Mein rechter Arm angenehm warm“)
- Ruheformel 2x („Ich bin ganz ruhig“)
- Zurücknahme

## 4. *Woche: Atemfluss*

- Suche deine bequeme Haltung und schließe die Augen.
- „Ich atme ruhig und regelmäßig ein und aus“ ist eine Formel, die hier gut funktioniert und die du auch laut sagen kannst. Wie immer dürfen die Sätze umformuliert werden und du findest im Buch verschiedene Möglichkeiten.
- Beobachte deinen Körper, in den Sauerstoff hineinfließt und wie Luft auch hinausfließt. Muskeln spannen an und lassen locker.

Beispiel:

- Ruheformel 2x („Ich bin ganz ruhig“)
- Schwereformel 6x („Mein rechter Arm ganz schwer, schwer.“)
- Ruheformel 1x („Ich bin ganz ruhig“)
- Wärmeformel 6x („Mein rechter Arm angenehm warm.“)
- Ruheformel 1x („Ich bin ganz ruhig.“)
- Atemformel 6x („Es atmet mich.“)
- Ruheformel 2x („Ich bin ganz ruhig.“)
- Zurücknahme

## 5. *Woche: Puls und Herzschlag*

- Setze oder lege dich bequem hin, schließe die Augen und richte den Fokus auf dein Herz bzw. den Herzschlag.
- Sage dir „Ich spüre, wie mein Herzschlag gleichmäßig und ruhig ist“ oder „Mein Herz ist ganz ruhig und gleichmäßig“.
- Auch bei Liebeskummer oder Traurigkeit kannst du hier gut arbeiten mit „Mein Herz ist frei und leicht“.

Beispiel:

- Ruheformel 2x („Ich bin ganz ruhig“)
- Schwereformel 6x („Mein rechter Arm ganz schwer, schwer.“)
- Ruheformel 1x („Ich bin ganz ruhig“)
- Wärmeformel 6x („Mein rechter Arm angenehm warm.“)
- Ruheformel 1x („Ich bin ganz ruhig“)
- Herz/Pulsformel 6x („Mein Herz ganz ruhig und gleichmäßig.“)
- A l t e r n a t i v: Pulsformel 6x („Puls schlägt ruhig und gleichmäßig.“)
- Ruheformel 2x („Ich bin ganz ruhig“)
- Zurücknahme

## 6. *Woche: Bauch bzw. Sonnengeflecht*

- Setze oder lege dich bequem hin, schließe die Augen und richte den Fokus auf deinen Bauchraum.
- Sage dir „Mein Sonnengeflecht ist strömend warm."
- Zurücknahme

Beispiel:

- Ruheformel 2x („Ich bin ganz ruhig")
- Schwereformel 6x („Mein rechter Arm ganz schwer, schwer.")
- Ruheformel 1x („Ich bin ganz ruhig")
- Wärmeformel 6x („Mein rechter Arm angenehm warm.")
- Ruheformel 1x („Ich bin ganz ruhig")
- Herz/Pulsformel 6x („Mein Herz ganz ruhig und gleichmäßig.")
- A l t e r n a t i v: Pulsformel 6x („Puls schlägt ruhig und gleichmäßig.")
- Ruheformel 1x („Ich bin ganz ruhig")
- Atemformel 6x („Es atmet mich.")
- Ruheformel 1x („Ich bin ganz ruhig")
- Bauch/Sonnengeflechtübung 6x („Sonnengeflecht strömend warm.")
- Ruheformel 2x („Ich bin ganz ruhig")

## 7. *Woche: Kühle Stirn für Entspannung*

- Komm in deine optimale Haltung, schließe die Augen.
- Stell dir vielleicht vor, wie eine kühle Hand auf deiner Stirn liegt oder ein kühler Waschlappen, so wie es angenehm ist. „Kühle Stirn".

Beispiel:

- Ruheformel 2x („Ich bin ganz ruhig")
- Schwereformel 6x („Mein rechter Arm ganz schwer, schwer.")
- Ruheformel 1x („Ich bin ganz ruhig")
- Wärmeformel 6x (mein rechter Arm angenehm warm)
- Ruheformel 1x („Ich bin ganz ruhig")
- Herz/Pulsformel 6x („Mein Herz schlägt ruhig und gleichmäßig.")
- A l t e r n a t i v: Pulsformel 6x („Puls schlägt ruhig und gleichmäßig.")
- Ruheformel 1x („Ich bin ganz ruhig")
- Atemformel: 6x („Es atmet mich.")
- Ruheformel 1x („Ich bin ganz ruhig")
- Stirnkühlübung 6x (Stirn angenehm kühl)
- Ruheformel 2x („Ich bin ganz ruhig")
- Zurücknahme

## *Zurücknahme*

Diese schließt **jede Übung** des AT ab. Im Entspannungszustand sind viele Körpervorgänge verlangsamt und reduziert. Die Rücknahme ist wichtig, damit du z. B. das Schweregefühl nicht mit in den weiteren Tag nimmst.

Die Rücknahme ermöglicht, dass du in deinen gewohnten wachen Aktivitätszustand zurückfindest.

**Schrittfolge bei der Rücknahme**

- Hände zu Fäusten ballen.
- Arme mehrmals fest anwinkeln und lösen.
- Mehrmals intensiv ein- und ausatmen.
- Sich recken, strecken, gähnen.
- Kommen andere Impulse auf? Dann darfst du ihnen nachgeben, z. B. seufzen, die Schultern heben und senken oder Ähnliches.
- Dann kannst du deine Augen öffnen und Kontakt mit der Umgebung aufnehmen.
- Du kannst langsam aufstehen.
- Wahrnehmen deiner Befindlichkeit im Hier und Jetzt.
- Kurzformel: Hände zu Fäusten, Arme fest anspannen, tief ein- und ausatmen, Augen auf machen.

# Yoga

Yoga wurde vor gut 2000 Jahren aus dem Ayurveda entwickelt, einer indischen Gesundheitslehre. Hier geht es um Körperübungen und Atemübungen, die sehr gesund für Körper, Geist und Seele sind. Die Übungen können kompliziert aussehen und haben auch oft den Ruf, dass man sich dafür verbiegen können muss – das stimmt so aber nicht. Denn Yoga wird ganz dem Übenden angepasst und es geht eher um den Atem und darum, sich in der Tiefe zu dehnen.

Die Positionen, die Asanas und die Pranayamas, die Atemübungen, werden kombiniert und helfen dir, Stress abzubauen und dich zu entspannen. Denn schon im Fernen Osten war bekannt, dass Psyche und Körper eine Wechselwirkung haben. Wenn wir emotional leiden, leidet auch der Körper – wir sind eine untrennbare Einheit. Yoga kann wirklich viel:

- Yoga kann Ruhe in den Alltag bringen.
- Es kann dich gelassener machen.
- Die Schlafqualität wird verbessert.
- Verspannungen im Körper lösen sich ebenso wie Blockaden.
- Deine Konzentration kann sich verbessern.
- Du wirst seelisch ausgeglichen.
- Muskeln, Sehnen und Bänder werden kräftiger.
- Deine Achtsamkeit und die Körperwahrnehmung verbessern sich.
- Die Immunabwehr verbessert sich, Yoga hat also eine antioxidative Wirkung.

YOGA SORGT FÜR EIN GLEICHGEWICHT ZWISCHEN KÖRPER, SEELE UND GEIST.

Stress kann dadurch effektiv abgebaut werden und es stellt sich ein Gefühl von Harmonie ein. Nicht zuletzt hilft Yoga dem Vagusnerv neben aller Entspannung, Stärkung und Dehnung, die es bringt.

Es gibt grundsätzlich 6 verschiedene Yoga-Arten oder auch Stile, die alle eine besondere Art und Weise bzw. einen speziellen Fokus haben. 3 einfache, klassische Übungen, die du ganz leicht zu Hause durchführen kannst, zeige ich dir gleich im Anschluss.

**Hatha-Yoga**

Der Klassiker, körperorientiert und für Anfänger gut geeignet.

**Kundalini-Yoga**

Hier wird der Fokus auf die Energien gelenkt. Es dient der Steigerung der Lebensenergie und es geht hier ganz viel um die Atmung. Die Bauchatmung als auch die Ausdauer stehen im Mittelpunkt.

**Vinyasa-Yoga**

Es wird ein klassischer Flow praktiziert, der sich dem ursprünglichen Yoga nähert. Die Asanas, die einzelnen Positionen, werden sehr dynamisch ausgeführt, in einem Stück, und von gleichmäßigem Atmen begleitet. Der Fokus liegt auf Entspannung genauso wie auf körperlicher Stärkung.

**Yin-Yoga**

Yin steht im Gegensatz zum Yang für die weibliche Form oder weibliche, empfangende Elemente. Dunkelheit, Ruhe, Weiblichkeit. Die Yoga-Form bezeichnet so einen eher ruhigen Stil, der im Sitzen und Liegen praktiziert wird und dich in die Tiefenentspannung bringen möchte. Dehnungen werden hier sehr lange gehalten.

**Ashtanga-Yoga**

Hier ist das Gegenteil der Fall, diese Yoga-Form braucht Erfahrung und Fitness, denn hier werden körperliche Anstrengungen in jede Asana eingebracht. Es ist sehr intensiv, fordert den Körper heraus, die einzelnen Haltungen werden über je 5 Atemzüge gehalten und in einem Fluss dynamisch durchgeführt.

**Bikram-Yoga**

Hier geht es noch einen Schritt weiter, denn du sollst dich ordentlich auspowern und ins Schwitzen kommen. Die Räume sind bis zu 40 Grad aufgeheizt und haben eine hohe Luftfeuchtigkeit.

## *Einfache Yoga-Übungen für zu Hause*

Was du als Vorbereitung brauchst:
Angenehme Kleidung, die dehnbar ist und dich nicht einengt wie eine enge Jeans oder ein Gürtel. Leichte, enganliegende Jogginghosen eignen sich ebenso wie Sportkleidung allgemein. Spezielle Yoga-Kleidung brauchst du zunächst nicht.

Wichtiger ist, dass du dich wohlfühlst, denn das ist der beste Ausgangpunkt für alles. Doch die Shirts sollten nicht zu weit sein, damit dir nicht alles ins Gesicht rutscht oder der Bauch in den umgekehrten Haltungen frei ist. Am besten kein Plastik, sondern Baumwolle, damit das Schwitzen nicht unangenehm wird. Von Vorteil ist, ein enges Unterhemdchen unter das Shirt zu ziehen, das du dann in die Hose stecken kannst, damit nicht so viel verrutscht. Dein BH, wenn du eine Frau bist, sollte dich nicht einengen (auch beim Atmen darauf achten), nicht kneifen und die Träger nicht verrutschen.

EINE YOGA-MATTE IST VON VORTEIL, ES GENÜGT ABER AUCH EINE NORMALE GYMNASTIKMATTE, EIN FELL ODER ÄHNLICHES. WICHTIG IST, DASS ES RUTSCHFEST IST.

Du sollest barfuß sein und der Raum sollte nicht zu kühl sein. Übe nicht als Anfänger mit vollem Magen und wenn du magst, mache eine schöne Routine aus deinem Yoga. Mit guten Düften, einer schönen Musik und einer Kerze.

Wenn du magst, verbinde die Übungen zu einem kleinen Ablauf. Abschließen kannst du mit der Kindshaltung, oder du legst dich auf den Rücken und atmest einige Minuten ruhig und tief.

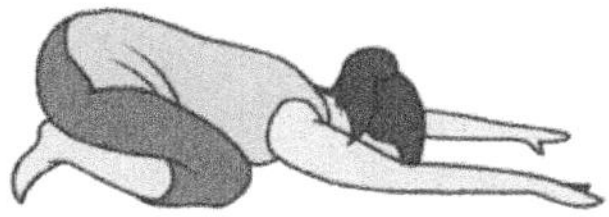

## *Die Kindshaltung*

1. Gehe auf deiner Matte auf die Knie, setze den Po auf den Fersen ab.
2. Beuge deinen Oberkörper so weit es geht nach vorne, lege ihn auf den Oberschenkeln ab.
3. Die Arme liegen entspannt nach hinten gerichtet auf dem Boden, lang ausgestreckt
4. Die Stirn liegt auf dem Boden. Augen schließen und atmen.

Ziel: Totale Entspannung und loslassen, auch zwischen den Übungen.

## *Der herabschauende Hund*

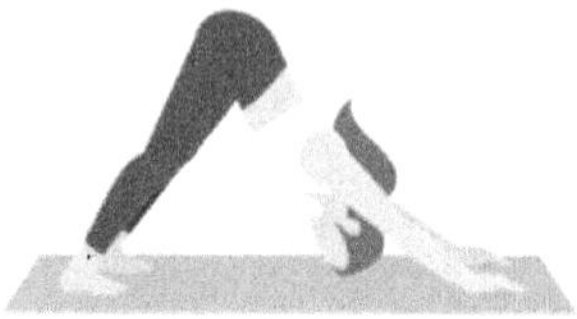

1. Du kommst auf der Matte mit deinen Knien auf den Boden. Dein Po ist auf den Fersen.
2. Jetzt stelle die Zehenspitzen auf, öffne die Knie hüftbreit.
3. Lege deine Hände nach vorne auf dem Boden ab. Richte den Blick nach unten auf die Matte. Dein Oberkörper ruht auf deinen Knien.
4. Jetzt gehst du in den Vierfüßlerstand. Hebe deinen Po an und halten den Rücken gerade. Deine Finger sind weit auseinandergespreizt und liegen mit den Handinnenflächen auf der Matte auf.
5. Schlussposition: Knie anheben, Po nach oben durchdrücken und Beine durchstrecken. Man steht wie so ein Dreieck auf der Matte mit dem Po nach oben.
6. Halte deinen Kopf unten und bringe ihn in eine gerade Linie mit der Wirbelsäule.
7. Nimm jetzt einige Atemzüge und bleibe mindestens 10 Sekunden oder länger in dieser Position. Wiederhole dies 2x.

Ziel: Fördert die Durchblutung in den Beinen, dehnt die Wirbelsäule und stärkt die Konzentrationsfähigkeit und Entspannung.

### *Der Baum*

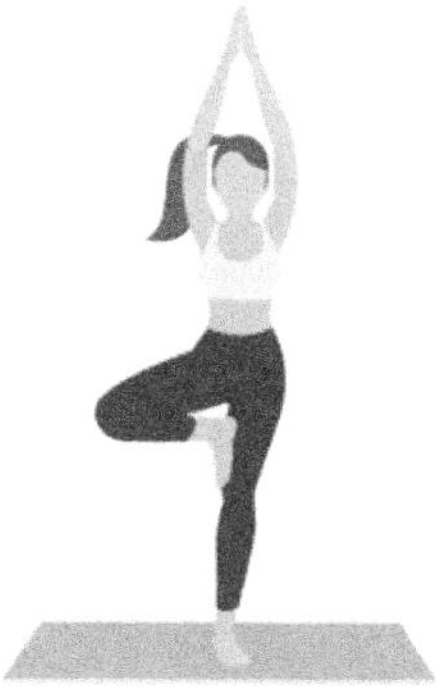

1. Du stellst dich aufrecht auf die Matte, lässt deine Arme locker hängen.
2. Verlagere dein Gewicht auf das rechte Bein, löse gleichzeitig das linke Bein vom Boden, ganz langsam.
3. Jetzt das linke Bein mit der Ferse an die Innenseite des rechten Oberschenkels (oder für nicht so Gelenkige alternativ an den Unterschenkel) bringen, sodass der Fuß stramm an der Oberschenkelseite anliegt.
4. Strecke deine Arme nach oben, bringe beide Handflächen über deinem Kopf zueinander. Du legst die Handinnenflächen aneinander.
5. Bleibe für gute 30 Sekunden oder länger in dieser Position. Wiederhole dann mit der anderen Seite.

Ziel: Trainiert den Gleichgewichtssinn, beugt Krampfadern vor und schenkt neue Kraft.

## *Die Kobra*

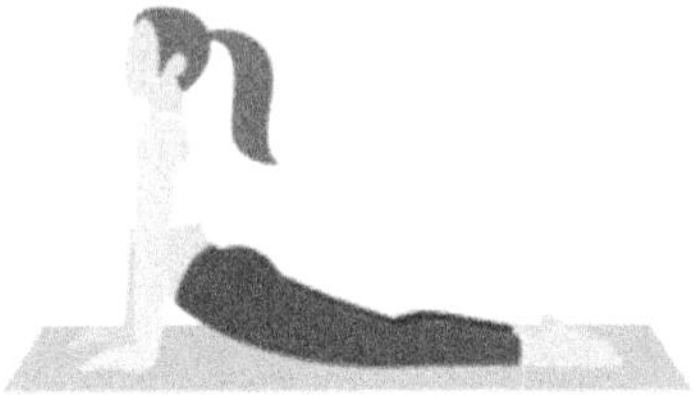

1. Lege dich mit dem Bauch längs auf den Boden.
2. Deine Fersen berühren sich, die Beine also eng zusammen.
3. Stütze die Hände auf Höhe deines Bauchnabels ab und hebe Kopf und Oberkörper an.
4. Achte bitte darauf, dass Hände und Ellenbogen eng an deinem Körper anliegen. Die Schultern sind nicht hochgezogen, sondern unten.
5. Den Kopf legst du leicht in den Nacken. Richte den Blick gegen die Zimmerdecke.
6. Halte die Position gute 20 Sekunden. Mache dann zwei Wiederholungen.

Ziel: Stärkt den Rücken, Po und Arme. Es verbessert deine Körperhaltung und kann befreiend wirken.

## *Yoga für deine Augen*

- Setze dich bequem auf deine Unterlage oder ein Sofa. Am besten ist der Schneidersitz.
- Dein Rücken sollte gerade und aufrecht sein, ohne dass du angestrengt bist. Lege deine Hände auf deinen Oberschenkeln ab.
- Atme entspannt ein und aus.
- Blicke nun nach oben, langsam, und dann wieder nach unten, das ganze 5 Mal. Atme ruhig und bewusst ein und aus. Dein Kopf bewegt sich hierbei nicht. Dann blickst du von unten links nach oben rechts, 5 Mal.
- Dann von unten rechts nach oben links, 5 Mal.
- Der Kopf bleibt immer in der gleichen Position. Nun kreisen deine Augen im Uhrzeigersinn, 5 Mal, dann in die andere Richtung.
- Atme entspannt ein und aus.
- Nun machst du mit den Augen eine liegende Acht, 5 Mal.
- Suche dir nun in der Ferne in dem Raum, in dem du sitzt, einen prägnanten Punkt. Fokussiere dich darauf und atme weiter.
- Nun reibst du deine Hände mit den Handinnenflächen aneinander, bis sie warm werden. Dann legst du die Handinnenflächen über deine geschlossenen Augen und genießt die Ruhe.
- Atme dabei entspannt ein und aus, seufze und nimm dann langsam die Hände herunter und öffne in deiner Zeit deine Augen.

# Progressive Muskelentspannung

1929 wurde die progressive Muskelentspannung oder die PMS vom amerikanischen Psychologen Edmund Jacobson entwickelt. Er fand heraus, dass bestimmte Emotionen dafür sorgen, dass auch die Muskeln angespannt sind. Die aktive Muskelentspannung ist ein hilfreiches Werkzeug, Loslassen zu üben.

Nach einem aktiven Anspannen einer Muskelgruppe kann der Körper sich entspannen, indem diese Muskeln lockergelassen werden. Oft haben wir vergessen, wie loslassen geht – so kann der Körper wieder fühlen lernen.

**Muskelgruppen:**

- Arme und Hände
- Beine und Füße
- Kopf, Kiefer
- Po
- Bauch
- Rücken

Jede Phase der Anspannung kannst du für ca. 7 Sekunden halten. Anspannung und Entspannung sollten in Balance sein, daher lasse dir genügend Zeit.

AUCH DIE PMS BRAUCHT GEDULD – ES KANN EINIGE ZEIT DAUERN, BIS SIE IHRE WIRKUNG ENTFALTET!

## *Anleitung*

Du kannst dir die folgende Anleitung auf Band sprechen, z. B. auf dein Smartphone – später wirst du ganz automatisch die Muskelgruppen durchgehen, anspannen und entspannen können.

Spanne deine **rechte Hand** an, indem du eine Faust machst. Sage dir: „Ich spanne meine rechte Hand an."
Kannst du die Anspannung spüren? Beim nächsten Ausatmen lässt du deine Hand entspannen. Sage dir: „Meine Hand ist entspannt."

Spanne nun deinen **rechten Arm** an, mache eine Faust und winkele den Arm leicht an. Bizeps, Trizeps und die Unterarmmuskeln sind mit der Faust angespannt.
Sage zu dir selbst: „Ich spanne meinen rechten Arm an." Fühlst du die Anspannung? Halte die Spannung kurz und beim nächsten Ausatmen lässt du deinen Arm entspannen.
Spürst du, wie dein Arm loslässt?
Sage dir selbst: „Mein Arm entspannt sich mehr und mehr."

Spanne deine **linke Hand** an, indem du eine Faust machst. Sage zu dir selbst: „Ich spanne meine linke Hand an."
Spürst du die Anspannung?
Beim nächsten Ausatmen lässt du deine Hand entspannen.
Sage zu dir selbst: „Meine Hand ist entspannt."

Spanne nun deinen **linken Arm** an, indem du die Faust ballst und den Arm leicht anwinkelst, sodass Bizeps, Trizeps und die Unterarmmuskeln mit der Faust angespannt sind.
Sage zu dir selbst: „Ich spanne meinen linken Arm an."

Fühlst du die Anspannung?
Halte die Spannung kurz und beim nächsten Ausatmen lässt du deinen Arm entspannen. Spürst du, wie sich dein Arm entspannt, immer mehr und mehr?
Sage zu dir selbst: „Mein Arm entspannt sich mehr und mehr."

Spanne dann deine **Stirn** an, indem du deine Augenbrauen ganz leicht nach oben ziehst.
Sage zu dir selbst: „Ich spanne meine Stirn an."
Lasse die Anspannung kurz wirken. Mit dem nächsten Ausatmen kannst du die Anspannung loslassen.
Sage zu dir selbst: „Meine Stirn entspannt sich mehr und mehr."

Spanne jetzt deine **Augen** an, indem du sie leicht zusammenkneifst.
Sage zu dir: „Ich spanne meine Augen an."
Spürst du die Anspannung?
Beim nächsten Ausatmen kannst du deine Augenmuskeln wieder lockerlassen.
Sage zu dir: „Meine Augen sind jetzt ganz entspannt."

Presse nun deine **Zähne** leicht zusammen.
Sage zu dir: „Ich spanne meine Zähne an." Halte diese Spannung kurz. Beim nächsten Ausatmen kannst du loslassen und deine Zähne entspannen.
Sage zu dir: „Meine Zähne sind jetzt ganz entspannt."

Presse nun deine **Zunge** leicht gegen den Gaumen.
Sage zu dir: „Ich spanne meine Zunge an."
Halte diese Spannung kurz.
Beim nächsten Ausatmen kannst du loslassen und deine Zunge entspannen.
Sage zu dir: „Meine Zunge ist jetzt ganz entspannt."

Bewege nun deinen **Kopf** leicht, damit sich dein Kinn in Richtung Brust bewegt.
Sage zu dir: „Ich spanne meinen **Kiefer** an." Spürst du die Anspannung?
Halte sie kurz und beim nächsten Ausatmen kannst du loslassen. Sage zu dir: „Mein Kiefer ist nun ganz entspannt."

Spanne nun deine Nackenmuskeln an, indem du die Schultern nach oben ziehst. Sage zu dir: „Ich spanne meine Nackenmuskeln an." Fühlst du die Anspannung?
Beim nächsten Ausatmen kannst du loslassen. Sage zu dir: „Meine **Nackenmuskeln** sind nun ganz entspannt."

Spanne nun deine **Bauchmuskeln** an.
Sage zu dir: „Ich spanne meine Bauchmuskeln an."
Fühlst du die Anspannung? Beim nächsten Ausatmen kannst du loslassen.
Sage zu dir: „Meine Bauchmuskeln sind nun ganz entspannt."

Spanne nun deinen **Rücken** an, indem du den Bauch nach oben schiebst und ein leichtes Hohlkreuz machst.
Sage zu dir: „Ich spanne meinen Rücken an." Fühlst du die Anspannung?
Beim nächsten Ausatmen kannst du loslassen.
Sage zu dir: „Mein Rücken ist nun ganz entspannt."

Spanne nun deinen **Po** an. Sage zu dir: „Ich spanne meinen Po an." Fühlst du die Anspannung?
Beim nächsten Ausatmen kannst du loslassen.
Sage zu dir: „Mein Po ist nun ganz entspannt."

Spanne nun deinen **rechten Fuß** an, indem du ihn leicht nach vorne beugst. Sage dir: „Ich spanne meinen rechten Fuß an."
Fühlst du die Anspannung? Beim nächsten Ausatmen kannst du loslassen.

Spanne nun deine **rechte Wade** an, indem du den Fuß leicht nach oben ziehst.
Sage dir: „Ich spanne meine Wade an." Fühlst du die Anspannung? Beim nächsten Ausatmen kannst du loslassen.

Spanne nun deinen **rechten Oberschenkel** an.

Sage dir: „Ich spanne meinen Oberschenkel an." Fühlst du die Anspannung?

Beim nächsten Ausatmen kannst du loslassen.

Sage zu dir: „Ich spanne meinen Oberschenkel an." Fühlst du die Anspannung? Beim nächsten Ausatmen kannst du loslassen.

Sage zu dir: „Mein Oberschenkel ist nun ganz entspannt."

Spüre nun, wie dein rechtes Bein entspannt ist.

Sage zu dir: „Mein rechtes Bein ist nun ganz entspannt."

Spüre, wie dein rechtes Bein entspannt ist.

Spanne nun deinen **linken Fuß** an, indem du ihn leicht nach vorne beugst. Sage zu dir: „Ich spanne meinen linken Fuß an."

Fühlst du die Anspannung?

Beim nächsten Ausatmen kannst du loslassen.

Sage zu dir: „Mein Fuß ist nun ganz entspannt."

Spanne nun deine **linke Wade** an, indem du den Fuß leicht nach oben ziehst. Sage zu dir: „Ich spanne meine Wade an."

Fühlst du die Anspannung? Beim nächsten Ausatmen kannst du loslassen.

Sage zu dir: „Meine Wade ist nun ganz entspannt."

Spanne nun deinen **linken Oberschenkel** an.

Sage zu dir: „Ich spanne meinen Oberschenkel an." Fühlst du die Anspannung? Beim nächsten Ausatmen kannst du loslassen.

Sage zu dir: „Mein Oberschenkel ist nun ganz entspannt."

Spüre nun, wie dein linkes Bein entspannt ist.

Sage zu dir: „Mein linkes Bein ist nun ganz entspannt."

# Klopfen gegen Stress

Die Technik, die ich dir hier vorstellen möchte, nennt sich *Klopfakkupressur* beziehungsweise *EFT* oder auch *Tappen*. Sie kommt aus einem Abzweig der Psychologie, nämlich aus der energetischen Psychologie und wurde von Gary H. Craig[1] erfunden. Sie basiert auf dem Meridiansystem aus der traditionellen chinesischen Medizin. Das Energiesystem, sagt Craig, hat Einfluss auf unsere Körperfunktion.

Wenn wir etwas Negatives fühlen, dann ist unser Energiesystem gestört, wir sind nicht mehr im Gleichgewicht. Sonst würde ja Stress nicht Symptome wie Übersäuerung hervorrufen können. Mit dem Klopfen auf die entsprechenden Meridiane werden die Belastungen wie Stress verringert oder verschwinden sogar. Seit 2012 ist diese Form des Klopfens von der APA wissenschaftlich anerkannt.

Das wirklich Tolle ist, dass du diese Form der Akupunktur, da sie keine Nadeln braucht, selbst anwenden kannst. Und zwar überall – denn es wird niemandem auffallen, wenn du ein paar Pünktchen auf deinem Körper klopfst. Egal ob du Flugangst hast oder in der U-Bahn gestresst bist oder in deinem Büro Panik schiebst: Du kannst ganz unauffällig klopfen.
Man sagt, dass hier auch die Ursachen behoben werden und nicht nur an den Symptomen behandelt wird, wie es bei den anderen Techniken der Fall ist.
Das Tapping oder Klopfen funktioniert so, dass du dich auf die negativen Gedanken oder Gefühle konzentrierst, die dir zu schaffen machen. Währenddessen klopfst du mit deinen Fingerspitzen auf die

1

entsprechenden Punkte am Körper. Das Nervensystem beruhigt sich und die Balance wird im Körper wiederhergestellt.
Ganz einfach lassen sich Blockaden so auflösen, sagen die Klopf-Experten - probiere es einfach einmal aus, du kannst ja nur gewinnen.

***Beachte bitte wieder, dass es Themen gibt, die in die Hände eines erfahrenen Arztes, Therapeuten oder Coaches gehören und welche Du nicht selbst behandeln kannst. Bei schweren Beschwerden solltest Du natürlich immer den Rat eines Experten suchen.***

**Problemsatz formulieren**

Überlege bitte zunächst, was die Angst oder der Stress ist - sage deutlich, worum es Dir geht, was Dich stört. Wichtig ist, dass Du das Problem bzw. das Gefühl dazu fühlen kannst!
***Zum Beispiel:***
*„Ich schaffe es nicht, eine gesunde Beziehung zu führen ...“*
*„Mein Alltag stresst mich ...“*

**Skalieren**

Überlege Dir, wie stark der Stress ist, den Dir das Problem bereitet - z.B. auf einer Skala von 1 - 10, damit du später sehen kannst, wieviel besser es dann ist.

**Einstimmungssatz**

Formuliere einen Satz, einen sogenannten Einstimmungssatz, der mit "*Auch wenn ...*" beginnt. Dies dient dazu, keinen Widerstand hervorzurufen.
Zum Beispiel: *„Auch wenn ich ständig gestresst bin, ...*"

**Und jetzt kommt der zweite Teil des Satzes - nämlich ein positives Statement:**

*"... liebe und akzeptiere ich mich so, wie ich bin."*

*Den Problemsatz* bitte immer mit *„Auch wenn ..."* beginnen - bzw. kannst du den Satz in der Reihenfolge beliebig umstellen.

**Also:** *„Ich liebe und akzeptiere mich so wie ich bin, auch wenn ich ständig gestresst bin."*

**Vor dem Start**

Bevor es richtig losgeht, werden wir 3 x diesen langen Satz sagen und währenddessen auf die Handkante klopfen.

*Achtung:*

Dies handhabt jeder Therapeut oder Berater in der Reihenfolge ein wenig anders - was das Ergebnis nicht schmälert. Zunächst also wie gesagt der Einstimmungspunkt, oben auf der Hand zwischen den Mittelhandknochen. Dann kommt die Handkante.

**Weiter geht es mit den Fingern**

- kleiner Finger
- Mittelfinger
- Zeigefinger
- Daumen

Sie werden am ***Nagelpfalz geklopft, also seitlich am Nagel.*** Wenn du den Daumen der Hand Richtung deines Gesichtes zeigen lässt, dann klopfst du die Seite des Nagels, die zu dir nach oben zeigt. Es genügt eine Hand, du kannst die linke Hand mit dem rechten Zeigefinger klopfen.

**Um die Augen herum**

- Nasenwurzel, zwischen den Brauen (drittes Auge)
- außen an der Augenbraue, das Ende
- unter dem Auge, Jochbogen

**Mund / Kinn**

- unter der Nase (Grübchen)
- unteres Grübchen, unter dem Mund

? **Oberkörper**

Hier klopfst du mit der flachen Hand auf den Selbstakzeptanz-Punkt, der sich unter dem Schlüsselbein befindet. Dann seitlich am Körper, die untere Kante der Rippen bzw. oberes Drittel des Brustbeins. Zum Abschluss noch oben auf dem Kopf in Richtung Hinterkopf, wo der Haarwirbel sich befindet. Wenn du möchtest, kannst du auch mit dem Kopf beginnen.
Die Meridianpunkte kannst du ca. 6 – 20 x durchklopfen, also jeden Punkt darfst du so oft klopfen.

**Am besten mit zwei Fingern - den Fingerspitzen.**

Welche Seite du nimmst, ist im Grunde nicht so wichtig. Du sprichst dabei *Deinen Satz bzw. eine kurze Version* davon, die ersten zwei Worte zum Beispiel, also in diesem Fall *"dieser Stress"* sagen. Denn du sollst beim Klopfen das Gefühl präsent haben.

**Nochmal:** Während des Klopfens bei jedem Punkt sprichst du den Satz oder die Abkürzung immer wieder.
**Am Ende:** Atmen, spüren - und schau mal, wo du jetzt auf Deiner Skala von 1 - 10 bist. Optimalerweise ist nach einigen Durchgängen das Gefühl verschwunden.

# Kurzanleitung Klopfen

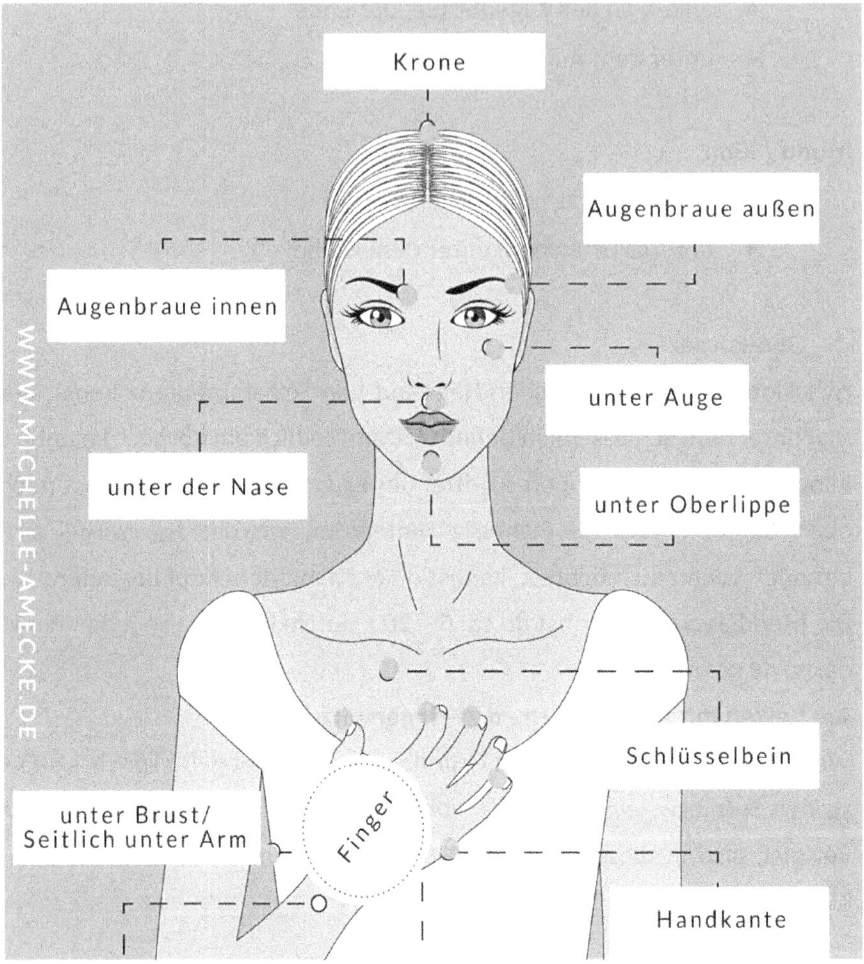


1. Problemsatz formulieren ("Ich bin so wütend auf...")
2. Erinnerungssatz: "Diese Wut..."
3. Skalieren (0 nicht schlimm, 10 sehr schlimm)
4. Klopfen auf die Handkante und den Satz sagen mit Zusatz, ca. 3 x ("Ich liebe und aktzeptiere mich wie ich bin, auch wenn ich so wütend bin").
5. Meridianpunkte klopfen, fühlen und (6 - 20x) den Erinnerungssatz sagen

# Waldbaden

Relativ neu und doch schon sehr bekannt ist das Waldbaden aus Japan. Dort nennt es sich Shinrin Yoku. Mit dem Baden ist weniger ein Wasser gemeint als das Erleben der Natur.
2017/2018 wurde das Waldbaden von dem österreichischen Biologen Clemens Arvay untersucht und belegt.

Es geht darum, mit allen Sinnen den Wald und die Natur aufzunehmen. Du kannst im Wald sitzen, dich auf den Boden legen, deiner Kreativität sind hier keine Grenzen gesetzt. Die Gerüche im Wald als auch die Geräusche wirken nachweisbar heilsam. Empfohlen wird eine Verweildauer im Wald ab 2 Stunden pro Woche aufwärts. Nimm dir auf jeden Fall Zeit für die Natur, ihre beruhigenden Gerüche und Geräusche. Man darf auch nicht vergessen, dass die Natur sich immens auf unser Immunsystem auswirkt.

Aus eigener Erfahrung kann ich sagen, dass die Natur eine wirklich beruhigende Wirkung hat und sehr viel Trost spenden kann. Im Zuge einer sehr schlimmen Krebserkrankung vor vielen Jahren war ich täglich in Wäldern der Umgebung unterwegs. Dies war auch eine spezielle traumatisierende Erfahrung, mit der ich erst lernen musste, umzugehen.

Neben den Vorteilen des Sauerstoffs, der sich natürlich positiv auf das Immunsystem auswirkt, fand ich hier gut wieder zu mir selbst und meiner inneren Stimme. In Krisen scheint es einem oft leichter, auf Stimmen im Außen, Ärzte, Eltern und so weiter, zu hören. Doch letztlich ist es so, dass nur jeder selbst für sich die Entscheidungen treffen kann, die richtig sind. Niemand anders ist dazu in der Lage, eine Entscheidung abzunehmen – denn nur wir selbst können letztlich wissen, was uns wirklich guttut.

Die Natur bringt wieder Stärken zurück, die man in der Verwirrung der Krise verloren glaubt. Hier findet man Ruhe, Kraft und Unterstützung, das kann ich wirklich mit Fug und Recht behaupten. Probiere es bitte aus.
Schon in den 90ern im Pädagogik-Studium wurde ich mit Henry David Thoreau bekannt gemacht, für den mein Professor eine große Vorliebe hatte. Früher lachten wir darüber, heute muss ich sagen: Hätte ich mich doch schon eher damit beschäftigt!

*„Ich zog in den Wald, weil ich den Wunsch hatte, mit Überlegung zu leben, dem eigentlichen, wirklichen Leben näher zu treten, zu sehen, ob ich nicht lernen konnte, was es zu lehren hätte, damit ich nicht, wenn es zum Sterben ginge, einsehen müsste, dass ich nicht gelebt hatte. Ich wollte nicht das leben, was nicht Leben war; das Leben ist so kostbar. Auch wollte ich keine Entsagung üben, außer es wurde unumgänglich notwendig. Ich wollte tief leben, alles Mark des Lebens aussaugen, so hart und spartanisch leben, dass alles, was nicht Leben war, in die Flucht geschlagen wurde."*
(Henry David Thoreau)

# Bodyscan

Natürlich ähneln sich alle Übungen und Methoden, die sich mit dem Körper beschäftigen und der Entspannung dienen sollen.

Suche dir die Übungen heraus, die für dich am besten funktionieren. Auch hier bietet es sich wieder an, die Sätze auf Band aufzunehmen oder sie sich von einem lieben Menschen vorsprechen zu lassen.

**So kannst du den ganzen Körper im Liegen erspüren:**

Atme entspannt und mit Leichtigkeit, lege die Hände auf den Bauch und fühle, wie sich der Bauch hebt und senkt. Schließe die Augen sanft.

...

Spüre die Füße. Liegen sie auf der Unterlage? Fühle die Fußsohlen, Zehen, Knöchel und gehe dann höher.

...

Die Waden, die Schenkel, die Knie – bis zu den Oberschenkeln. Spüre die Oberseiten und Unterseite der Beine. Rechtes Bein, linkes Bein.

...

Spüre ins Becken, in den Popo. Wie sind die Bereiche des Körpers zu spüren, was fällt auf?

...

Kannst du vielleicht den Atem hier hineinfließen lassen?

...

Atme so lange, bis alles Verkrampfen sich gelöst hat. Schau, ob du richtig locker liegen kannst und alles, was festhält, lösen kannst.

...

Gehe weiter hoch zum Bauch. Achte wieder auf deine Atmung. Wie fließt sie?

...

Nun ist der Rücken dran. Wie liegt er auf der Unterlage, wie fühlen sich unterer Rücken und Lendenwirbel an?

...

Gehe einmal die Wirbelsäule hoch und spüre. Wie liegst du auf der Unterlage?

...

Spüre dann weiter die Schulterblätter, die Schultern, sind sie angespannt? Dann lasse los.

...

Die Arme und Hände wollen auch gespürt werden. Kannst du jeden einzelnen Finger spüren?

...

Lasse dir bei allem Zeit, so viel du brauchst, bis du das Gefühl hast, du kannst den Körper ganz fühlen.

...

Auch vom Nacken gehst du weiter hoch zum Kopf und spürst den Schädelansatz und wie der Kopf auf dem Boden aufliegt. Gibt es Schmerzen irgendwo?

...

Oder ist alles schön locker und entspannt? Atme, spüre den Atem und lasse beim Ausatmen los – entspanne dich.

...

Spüre dein Gesicht. Den Kiefer, die Kiefermuskulatur, Mund, Wangen, Augen. Wie fühlen sich die Augen an. Was ist mit der Stirn? Ist sie in krause Falten gezogen? Oder ist sie glatt und entspannt?

...

Stelle dir wieder vor, wie mit dem Ausatmen alle Anspannung abfällt und wie alles weich und locker wird.

...

Zuletzt schaue, ob du den ganzen Körper spüren kannst.
Den Zustand der vollkommenen Bewusstheit.

...

Genieße das Gefühl, einen so wundervollen Körper zu haben.

...

Atme bewusst ein und aus und dann komme langsam zurück ins Hier und Jetzt, indem du dich räkelst und streckst und dann kannst du langsam die Augen wieder aufmachen.

**Wenn du magst, schließe hier noch das Augen-Yoga an.**

# *Fantasiereisen*

## *Geführte Reisen*

Auch Fantasiereisen oder Körperreisen bieten sich an, um wunderbar zu entspannen. Wie in der Meditation brauchst du einen Ort, an dem du ungestört bist und an dem du dich wohlfühlst.

Unser Gehirn kann Realität und Fantasie nicht so richtig unterscheiden, sodass Reisen ins Innere sehr effektiv sind. Das Unterbewusstsein wird erreicht und Veränderungen sind leichter zu erwirken oder werden zumindest unterstützt.

### *Wohlfühlort*

Du kannst dir deinen eigenen Wohlfühlort als Rückzugsort schaffen, denn oft befinden wir uns in Situationen, die uns nicht guttun. Mit so einem Rückzugsort im Inneren können wir in Sekunden auftanken, indem wir diesen Ort aufsuchen. Automatisch kommen dann gute Gefühle, die wir hier verankert haben.

Erinnerungen, schöne Gefühle aus der Vergangenheit können wir so in die Gegenwart transportieren, um Stress zu mildern und aktiv für unser Wohlbefinden zu sorgen.

Im Folgenden bekommst du eine Anleitung für deinen eigenen Wohlfühlort.

- Mache es dir gemütlich, im Sitzen oder Liegen, so wie es gut für dich ist. Atme 2x tief ein und aus.
- Starte mit dem Bodyscan, den du hier schon kennengelernt hast, um in eine gute Entspannung zu kommen.
- Jetzt reisen wir in der Fantasie zu deinem Wohlfühlort.
- Frage dich: Wenn ich jetzt an einen Ort meiner Wahl gehen könnte, ein Ort, an dem ich mich wohlfühle und an dem ich glücklich bin, welcher Ort wäre das jetzt?
- **Sei spontan und gehe nicht so in den Kopf, sondern bleibe im Fluss und bei deiner Intuition.**
- Wo wärest du gerne? Ist es der letzte Urlaub? Ein Ausflug? Bei jemanden aus deiner Kindheit oder ist es ein Ort der Fantasie? Am Meer oder eine Hütte in den Bergen?
- Manchmal ist es leichter, einen Ort zu finden, den du vor kurzem besucht hast, doch es darf auch aus der Fantasie sein oder weit zurückliegen.
- Denke jetzt intensiv an den Ort und träume dich dort hin.
- Spüre mit allen Sinnen: Was siehst du, was schmeckst du, was hörst du, was fühlst du?
- Wie sind dort die Farben, welche Schuhe trägst du, welche Geräusche sind nah und fern, ...
- Das Einzige, was nicht geschehen sollte: Hänge deine Fantasie bitte nicht an Menschen, die du kennst! Es sollte unabhängig davon sein, denn wir können uns mit Menschen überwerfen, Menschen sterben, wir streiten oder sie verschwinden sonst irgendwie aus unserem Leben – das wollen wir nicht an dem sicheren Ort haben.
- Wiederhole diese Übung oft, bis dir der Ort sehr vertraut ist.

# Massagen

Massagen, denkst du jetzt vielleicht, die kann ich ja nur buchen, was soll denn das bringen. Doch so ganz stimmt das nicht. Da ich aus dem Bereich Körpertherapie komme und selbst fast 15 Jahre eine Massagepraxis hatte, darf ich behaupten, dass Selbstmassagen auch gut funktionieren, um zu entspannen. Zugegeben: Es ist nicht dasselbe, doch auch recht effektiv.

Ich zeige dir einige kurze Massagearten, die sich zur Selbstmassage eignen. Als Vorbereitung brauchst du wie immer einen Ort, an dem du Ruhe hast. Je nachdem, was und wie du massierst, mehr oder weniger viel Zeit, eventuell Öl, Handtücher, ein duftendes Öl, am besten aus dem Bioladen, entweder rein oder mit ätherischem Öl. Von Baby-Öl rate ich persönlich ab, da der Geruch ganz penetrant sein kann. Solltest du schnell frieren, bietet es sich an, sich auf eine Heizdecke zu legen, Wärmflasche an die Füße oder die Heizung höher drehen.

Sei bitte bei den Massagen sehr achtsam, mache nichts, was Schmerzen verursacht und massiere bitte nur auf gesunder Haut. Ebenso sollten Krampfadern, Besenreiser und Ähnliches dringend ausgelassen werden. Übe nicht zu viel Druck aus, besonders an empfindlichen Stellen.
Solltest du ein ätherisches Öl dazu nehmen, achte bitte auf die Qualität! In vielen Drogerien gibt es Öle zur Raumbeduftung – diese eignen sich zu 99 % niemals als Nahrungsmittel. Schau also bitte unbedingt auf die Packung!! Du willst dich ja nicht vergiften!

**Bezeichnung**

Die echten Öle heißen naturreine, ätherische Öle, naturbelassene oder genuine Öle. Darauf steht dann z. B.:

- 100 % naturreines Öl
- 100 % genuines Öl
- 100 % naturbelassenes Öl
- 100 % Naturduft

## *Schulter- und Nackenmassage*

- Verteile etwas angewärmtes Öl in den Handflächen und lege sie dann an deinen Hals. Deine Finger werden sich hinten am Nacken treffen.
- Mit den Fingerspitzen kannst du nun sanft rechts und links neben der Wirbelsäule, bitte nicht darauf, kreisende Bewegungen ausführen.
- Nun kannst du mit der rechten Hand auf die linke Schulter gehen und auch kreisend den Trizeps, der meist etwas verspannt ist, massieren.
- Mache diese kreisenden Bewegungen so lange wie es dir guttut.

## *Engels-Kuss*

Die Stelle zwischen der Oberlippe und der Nase, sagt man, ist die Stelle, wo die Engel uns bei der Geburt küssen.

- Du kannst hier sanft kreisen.
- Auch Klopfen ist angenehm, um Stress zu vermindern.
- Man nennt die Stelle in der Medizin auch Philtrum.

Falls du Heißhungerattacken hast, könnte dies ein Weg sein, sie abzumildern.

## *Kopfmassage*

- Diesmal ohne Öl: Lege die Finger gespreizt oben auf den Kopf, die Finger können sich am Scheitel oben treffen.
- Die Finger liegen locker auf dem Kopf auf und du beginnst, mit kreisenden Bewegungen, die Kopfhaut zu massieren.
- Schau, wie viel Druck dir guttut

## *Gesichtsmassage*

- Ein wenig Massageöl, wenn du magst, und dies kannst du dann im Gesicht verteilen.
- Zeige- und Mittelfinger kommen jeweils über die linke und rechte Schläfe.
- Beginne mit sanft kreisenden Bewegungen und leichtem Druck und massiere deine Schläfen, ganz ohne Schmerz sollte dies sein.
- Falls du unter Kopfschmerzen leidest, wandere ruhig bis zur Nasenspitze und direkt auch zu den Augenbrauen.
- Die Nasenwurzel ist der Start für die Massage der kompletten Nase.
- Du gehst langsam in Richtung deiner Augenbrauen und bleibst zwischen der linken und rechten Augenbraue, am dritten Auge, um eine kleine Pause zu machen. Übe leichten Druck auf das dritte Auge aus.
- Dann kommst du zu den Wangenknochen. Wange und Kiefer werden kreisend massiert, dann auch der Bereich unter den Augen – hier musst du besonders vorsichtig sein.
- Am Kiefer kannst du ruhig kräftiger massieren.

## *Bauchmassage*

- Wärme Öl an und verteile es in den Handflächen. Im Liegen massierst du zunächst mit flachen Händen um den Bauchnabel herum. Im Uhrzeigersinn mit sanften Kreisen. Diese Massage kann zu mehr Wohlbefinden im Bauch verhelfen und so deine Verdauung anregen.
- Nun darf die Hand in Richtung oberem Bauch wandern. Die Hand liegt flach auf dem Körper.
- Anschließend hält eine deiner Hände den Brustkorb bzw. du legst sie kurz darunter.
- Auch hier wird mit sanft kreisenden Bewegungen massiert.

## *Handmassage*

Nach einem langen Arbeitstag ist diese Massage wohltuend – auch wenn der Partner sie macht. Für alle Alleinerziehenden: Auch mit Kindern lässt sich hier gut „tauschen“.

- Starte mit einer Hand, nimm ein wenig Öl oder auch eine Handcreme.
- Massiere einzelne Finger durch, den Handrücken kann man wunderbar ausstreichen, indem man die Hand hält und mit dem Daumen vom Handgelenk zu den Fingerknöcheln streicht.
- Die Fingerknöchel umkreisen.
- Den Handballen ausmassieren, indem man ihn zwischen Zeigefinger und Daumen der anderen Hand nimmt.
- Tauschen und die andere Hand verwöhnen.

## *Füße*

Barfuß zu laufen ist schon eine Art der Massage, auch abwechselnd auf den Ballen, auf der Ferse, mal auf der Innenseite und der Außenkante laufen tut den Füßen sehr gut.

- Setze dich gemütlich hin, mache dir Musik an und nimm dir ein schönes Öl oder eine tolle Fußcreme.
- Besonders schön ist die Massage am Abend vor dem Schlafen oder auch nach einer Pediküre.
- Schlage ein Bein über das andere oder mache es dir so gemütlich, wie es für dich passt.
- Massiere einen Zeh nach dem anderen.
- Übe kreisenden Druck unter dem Fuß aus, auf dem Ballen und zwischen den Ballen. Die Daumen kreisen abwechselnd in einem gleichmäßigen Rhythmus.
- Massiere die Außenkante der Ferse mit den Daumen, übe ruhig etwas Druck aus.
- Auch der Bogen unter den Füssen möchte massiert werden, hier finden sich meist sehr viele Verspannungen, die du gut mit dem Daumen lösen kannst.

# *Massagen mit Öl*

## *Schläfenmassage gegen Stress*

Du brauchst:

- 4 Tropfen Eukalyptus
- 1 TL Jojobaöl

Mischen und im Laufe des Tages immer mal wieder die Schläfen massieren.

## *Halsmassage für Energie*

Du brauchst:

- 2 Tropfen Ingwer
- 1 Tropfen Lavendel
- 2 Tropfen Kamille
- 1 TL Kokosöl

Mische all die Öle in lauwarmes Kokosöl und gib es ein eine verschließbare Dose. Immer mal wieder am Hals auftragen, äußerlich.

## *Koliken, Verdauung, Völle*

Du brauchst:

- 4 Tropfen Lavendelöl
- 5 Tropfen Mandarine
- 3 Tropfen Majoranöl
- 3 Tropfen Basilikumöl
- 50 ml Mandelöl

Öle mischen und anwärmen, aber nur handwarm! Dann den Bauch damit im Uhrzeigersinn massieren. Am besten im Liegen, das kann man auch gut selbst. Eine schöne Musik anmachen und danach lässt sich auch gut einschlafen.

# Schlusswort

Der Nervus vagus ist ein Wunder der Natur. Ohne ihn würde der Mensch weder organische Empfindungen erleben, noch würde der Organismus funktionieren. Durch eine achtsame Lebensweise ohne vielfältige Stressfaktoren und sportliche Betätigungen kann man seinen Vagusnerv aktivieren und so seine innere Ausgeglichenheit finden.

Durch die Selbststimulation des Vagusnervs erhält der Körper die Information, dass er sich entspannen kann. Auf lange Sicht gesehen führt es dazu, dass sich die Stimmungslage verbessert, die Widerstandsfähigkeit gesteigert wird und das gesamte Wohlergehen angehoben wird.
Wenn du als Leser nur einige wenige Übungen in das tägliche Leben einbaust und diese regelmäßig durchführst, wird es dir helfen, dein Leben zu verbessern.

In Praxisteil findest du hoffentlich unter den vielen Möglichkeiten diejenigen, die du selbst gern in deinen Alltag integrieren wirst, damit du leichter entspannen kannst und so dein Wohlgefühl und dein Immunsystem aktiv unterstützen kannst.

*Ich hoffe, dass die Umsetzung dir Freude bereitet und wünsche damit viel Erfolg.*

## Literaturverzeichnis


### Zum Vagusnerv allgemein:

- Porges, S.W. (2011). *The Polyvagal Theory: Neurophysiological Foundations of Emotions, Attachment, Communication, and Self-regulation.* Norton & Company.
- Porges, S.W. (2017). *The Pocket Guide to the Polyvagal Theory.* Norton & Company.

### Zum autonomen Nervensystem / Parasympathikus:

- Schandry, R. (2016). *Biologische Psychologie.* Beltz Verlag.
- Thews, G., Mutschler, E. & Vaupel, P. (2007). *Anatomie, Physiologie, Pathophysiologie des Menschen.* Wissenschaftliche Verlagsgesellschaft.

### Zu Stress und Stressregulation:

- Selye, H. (1974). *Stress without Distress.* Lippincott Williams & Wilkins.
- Kaluza, G. (2018). *Stressbewältigung: Trainingsmanual zur psychologischen Gesundheitsförderung.* Springer.

### Zu Atemübungen und Vagusaktivierung:

- Brown, R.P. & Gerbarg, P.L. (2012). *The Healing Power of the Breath.* Shambhala Publications.
- Jerath, R. et al. (2006). Physiology of long pranayamic breathing. *Medical Hypotheses, 67*(3), 566–571.

### Zu Meditation und Entspannung:

- Kabat-Zinn, J. (2013). *Full Catastrophe Living.* Bantam Books.
- Benson, H. (1975). *The Relaxation Response.* William Morrow.

**Zu Autogenem Training:**

- Schultz, J.H. (2004). *Das autogene Training.* Thieme Verlag. *(Das ist DAS Standardwerk – perfekt für dein Buch!)*

**Zur Herzratenvariabilität (HRV):**

- Task Force of the European Society of Cardiology (1996). Heart rate variability: Standards of measurement. *European Heart Journal, 17*, 354–381.

**Zu Yoga und Körperübungen:**

- Streeter, C.C. et al. (2010). Effects of yoga versus walking on mood, anxiety, and brain GABA levels. *Journal of Alternative and Complementary Medicine, 16*(11), 1145–1152.

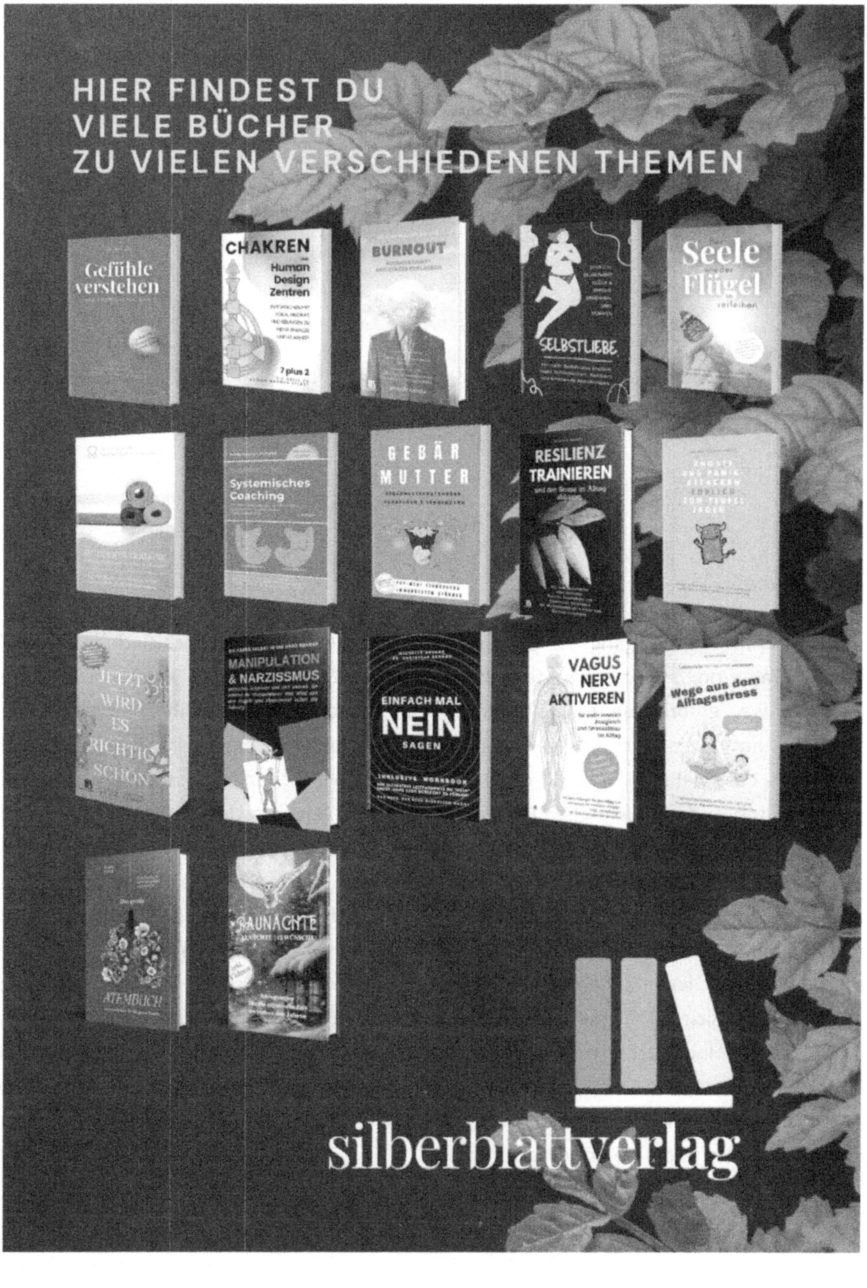
HIER FINDEST DU
VIELE BÜCHER
ZU VIELEN VERSCHIEDENEN THEMEN
Gefühle verstehen
CHAKREN
Human Design Zentren
7 plus 2
BURNOUT
SELBSTLIEBE
Seele
Flügel
Systemisches Coaching
GEBÄR MUTTER
RESILIENZ TRAINIEREN
JETZT WIRD ES RICHTIG SCHÖN
MANIPULATION & NARZISSMUS
EINFACH MAL NEIN SAGEN
VAGUS NERV AKTIVIEREN
Wege aus dem Alltagsstress
ATEMBUCH
silberblattverlag

***Die Autorin***

Michelle Amecke, Jahrgang '70, Diplom-Pädagogin, Systemischer Coach und Sexual- und Paartherapeutin, arbeitet seit fast 30 Jahren mit Menschen und engagiert sich für Zivilcourage, emotionale Freiheit, authentisches Leben und Gleichberechtigung. Ihre eigenen beruflichen Erfahrungen und privaten Erlebnisse haben ihr die Gewissheit gebracht, dass viel mehr möglich ist, als den meisten Menschen bewusst ist. Frau Amecke bietet mit ihrer psychologischen Begleitung und ihren Büchern Unterstützung für inneres Wachstum und persönliche Entfaltung, um einen Weg aus der persönlichen und globalen Konditionierung zu finden. Die eigene Entfaltung ist der einzige Weg, durch den Selbstausdruck den vernichtenden Stress durch Unterdrückung der Emotionen zu vermeiden. Dieser Druck, der besonders bei Menschen entsteht, in denen eine große Verantwortung nach außen das Anerkennen der eigenen Schatten nicht zuzulassen vermag, zeigt sich durch eine deutliche Sprache des Körpers oder Kompensationsverhalten wie Süchte. Ihre Arbeit in der Körpertherapie, die Ausbildung zur Sexual- und Beziehungstherapeutin und die Fortbildungen im Thema Human Design ließen sie noch tiefer begreifen, wie stark und deutlich die Sprache des Körpers ist, ein Hilferuf und eine deutliche Bitte für die De-Konditionierung.

*Haftungsausschluss*

Die Autorin übernimmt keinerlei Gewähr für die Aktualität, Korrektheit, Vollständigkeit oder Qualität der bereitgestellten Informationen und weiteren Informationen. Haftungsansprüche gegen den Autor, welche sich auf Schäden materieller oder ideeller Art beziehen, die durch die Nutzung oder Nichtnutzung der dargebotenen Informationen bzw. durch die Nutzung fehlerhafter und unvollständiger Informationen verursacht wurden, sind grundsätzlich ausgeschlossen, sofern seitens der Autorin kein nachweislich vorsätzliches oder grob fahrlässiges Verschulden vorliegt. Alle Angaben wurden von der Autorin mit größter Sorgfalt und nach bestem Wissen und Gewissen recherchiert oder geben ihre eigene Meinung wieder. Der Inhalt des Buches passt möglicherweise nicht zu jedem Leser und die Umsetzung erfolgt ausdrücklich auf eigenes Risiko. Es gibt keine Garantie dafür, dass alles genau so, bei jedem Leser, zu genau den gleichen Ergebnissen führt. Die Autorin und/oder Herausgeberin kann für etwaige Schäden jedweder Art aus keinem Rechtsgrund eine Haftung übernehmen.

Made in the USA
Monee, IL
04 November 2026

67386699R00095